Thieme

Spiraldynamik Körperarbeit

Hands on-Techniken der 3D-Massage

Christian Larsen, Spiraldynamik Holding AG,
Willi Schneider

3., korrigierte Auflage

119 Abbildungen

Georg Thieme Verlag
Stuttgart • New York

Spiraldynamik Holding AG
Dr. med. Christian **Larsen**
Südstrasse 113
8008 Zürich
Schweiz

Willi **Schneider**
Landshuter Str. 29
84137 Vilsbiburg
www.zentrum-in-bewegung.de

Bibliografische Information der Deutschen Nationalbibliothek
Die Deutsche Nationalbibliothek verzeichnet diese Publikation in der Deutschen Nationalbibliografie; detaillierte bibliografische Daten sind im Internet über http://dnb.d-nb.de abrufbar.

Ihre Meinung ist uns wichtig! Bitte schreiben Sie uns unter:
www.thieme.de/service/feedback.html

Rüdigerstr. 14
70469 Stuttgart
Deutschland

www.thieme.de

Printed in Germany
1. Auflage 2007
2. Auflage 2013

Umschlaggestaltung: Thieme Gruppe
Umschlagfoto: Claudia Larsen-Vuille, Männerdorf
Fotos: Claudia Larsen-Vuille, Männerdorf
Filme: Claudia Larsen-Vuille, Männerdorf
Satz: Druckhaus Götz GmbH, Ludwigsburg
Druck: Grafisches Centrum Cuno, Calbe (Saale)

DOI 10.1055/b-007-168501

ISBN 978-3-13-243003-7 1 2 3 4 5 6

Auch erhältlich als E-Book:
eISBN (PDF) 978-3-13-243004-4
eISBN (epub) 978-3-13-243005-1

Wichtiger Hinweis: Wie jede Wissenschaft ist die Medizin ständigen Entwicklungen unterworfen. Forschung und klinische Erfahrung erweitern unsere Erkenntnisse, insbesondere was Behandlung und medikamentöse Therapie anbelangt. Soweit in diesem Werk eine Dosierung oder eine Applikation erwähnt wird, darf der Leser zwar darauf vertrauen, dass Autoren, Herausgeber und Verlag große Sorgfalt darauf verwandt haben, dass diese Angabe **dem Wissensstand bei Fertigstellung des Werkes** entspricht.
Für Angaben über Dosierungsanweisungen und Applikationsformen kann vom Verlag jedoch keine Gewähr übernommen werden. **Jeder Benutzer ist angehalten**, durch sorgfältige Prüfung der Beipackzettel der verwendeten Präparate und gegebenenfalls nach Konsultation eines Spezialisten festzustellen, ob die dort gegebene Empfehlung für Dosierungen oder die Beachtung von Kontraindikationen gegenüber der Angabe in diesem Buch abweicht. Eine solche Prüfung ist besonders wichtig bei selten verwendeten Präparaten oder solchen, die neu auf den Markt gebracht worden sind. **Jede Dosierung oder Applikation erfolgt auf eigene Gefahr des Benutzers.** Autoren und Verlag appellieren an jeden Benutzer, ihm etwa auffallende Ungenauigkeiten dem Verlag mitzuteilen.

Geschützte Warennamen (Warenzeichen ®) werden nicht immer besonders kenntlich gemacht. Aus dem Fehlen eines solchen Hinweises kann also nicht geschlossen werden, dass es sich um einen freien Warennamen handelt.

Wo datenschutzrechtlich erforderlich, wurden die Namen und weitere Daten von Personen redaktionell verändert (Tarnnamen). Dies ist grundsätzlich der Fall bei Patienten, ihren Angehörigen und Freunden, z. T. auch bei weiteren Personen, die z. B. in die Behandlung von Patienten eingebunden sind.

Die abgebildeten Personen haben in keiner Weise etwas mit der Krankheit zu tun.

Vorworte zur 3. Auflage

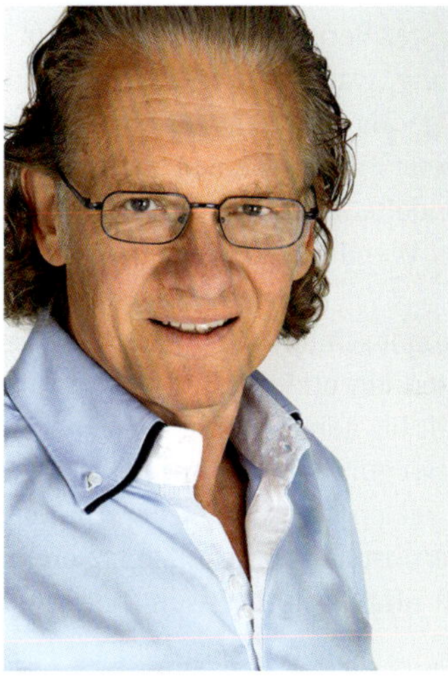

3-D Körperarbeit statt Massage... Massage ist eine traditionsreiche Methode in der Physiotherapie: Förderung von Durchblutung und Beweglichkeit, Entspannung und Regeneration zählen zu den klassischen Indikationen. Physiologische Modelle helfen, die Wirkmechanismen besser zu verstehen: sympathikovagale Balance, angstlösende Wirkung, Senkung des Kortisolspiegels bei gleichzeitigem Anstieg von Dopamin in Gehirn usw.

PubMed führt aktuell über 10 000 wissenschaftliche Arbeiten zum Thema Massage, Cochrane Library – trusted evidence – listet ein Dutzend Reviews. Das summarische Fazit: Massage wird von Patienten *subjektiv* als sehr positiv erlebt.

Gleichzeitig steht der *objektive* Nachweis eines nachhaltigen gesundheitlichen Nutzens aus. Egal ob Entspannung, Schmerzreduktion oder Beruhigung – der Benefit ist stets von kurzer Dauer.

Diese Diskrepanz ist in der täglichen Praxis allgegenwärtig: Patient wollen berührt und massiert werden, das berufliche Selbstverständnis der modernen Physiotherapie orientiert sich zunehmend an objektiver Evidenz und weniger an subjektiven Befindlichkeiten.

Die Therapiemethode Spiraldynamik geht in Sachen „Massage" seit über zehn Jahren konsequent und mit Erfolg einen anderen Weg: *3-D Körperarbeit statt Massage.* Konkret geht es um die Verbindung verschiedener innovativer Massagetechniken mit *archaischen Bewegungsabläufen.* Bewegungen werden passiv (Bewegungsführung) oder resistiv (gegen manuellen Widerstand) ausgeführt. Der Patient ist aktiv beteiligt und durchlebt einen therapeutisch geführten Lernprozess:

Körperwahrnehmung und Bewegungskompetenz lassen sich so gezielt und nachhaltig verbessert.

Die *56 Sequenzen* in diesem Buch führen frei kombinierbar durch den ganzen Körper. Alle Sequenzen weisen einen direkten Bezug zu den Bewegungen des täglichen Lebens auf und können so vom Patienten als kurze Übungen zwischendurch in den Alltag eingebaut werden. Die Sequenz *Fußwelle* beispielsweise entspricht dem dynamischen Bewegungsfluss des Fußes beim Abrollen. Die Sequenzen *3D-Öffnen* und *3D-Schließen* entsprechen der alternierenden Links-rechts-Verschraubung des Rumpfes beim Laufen – eine subtile Intervention an der Schnittstelle von Atmung, Bewegung und Entspannung, ausgeführt in Seitlage und in Zeitlupe.

In Zeiten des zunehmenden Bewegungsmangels – qualitativ wie quantitativ – kommt der therapeutisch vermittelten Bewegungskompetenz wachsende Bedeutung zu. „Massage ist mehr als Therapie durch Berührung, Massage ist Evolution des Körperbewusstseins!"

Zürich, 2019
Dr. med. Christian Larsen

Berühren und berührt werden

Das Leben geht oft verschlungene Pfade, die wir erst später in der Reflexion beginnen zu verstehen.

Mein erster Beruf war Bankkaufmann und Kundenberatung war mein Feld. Dies änderte sich schlagartig, als ein sehr erfahrener klassischer Thaimasseur mich auf einen meiner Auslandsreisen behandelte. Er hatte mich dabei tief berührt, was einen Wendepunkt in meinem Leben bedeutete.

Konsequent schlug ich nun den Weg des Körpertherapeuten ein und die Faszination für diese Berufung hält bis heute an. Die Suche nach ganzheitlichen Bewegungs- und Therapiekonzepten hat mich mit vielen Menschen, Lehrerinnen und Lehrern in Berührung gebracht. Sie haben mich inspiriert und durch ihr Wissen bereichert. Ihnen möchte ich an dieser Stelle meinen herzlichen Dank für ihre liebevolle Unterstützung aussprechen.

Sehr gerne erinnere ich mich ebenfalls an die intensiven Begegnungen mit Teilnehmerinnen und Teilnehmer in den zahlreichen Kursen der letzten 15 Jahre zurück. Auch Ihnen ein herzliches Dankeschön für das entgegengebrachte Vertrauen, durch sie konnte ich mich weiterentwickeln.

Berühren und berührt werden, der achtsame Umgang miteinander und die Vertiefung der empathischen Fähigkeiten schaffen so die Voraussetzung, das der Therapeut und der Klient bei dieser Körperarbeit auf eine gemeinsame Entdeckungsreise gehen können.

Vilsbiburg, 2019
Willi Schneider

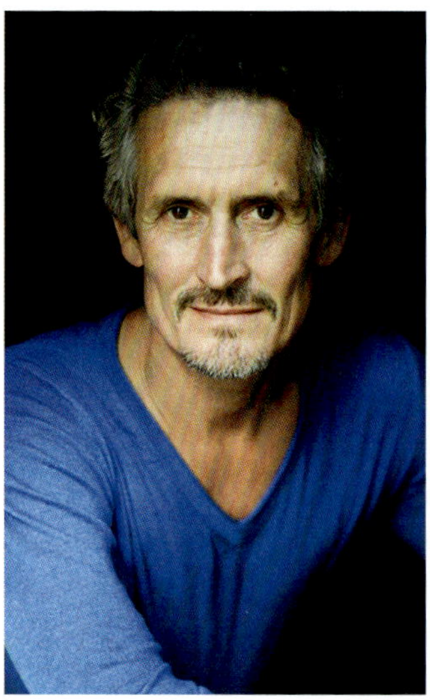

Foto: Manu Theobald

Willi Schneider leitet als freiberuflicher Physiotherapeut und Kursleiter sein *Zentrum in Bewegung* im niederbayerischen Vilsbiburg. Er ist ausgebildet in Klassischer Thaimassage, Integrativer Osteopathie, Erfahrungsorientierter Körperpsychotherapie Hakomi®, Qigong, Yoga und forscht weiter auf dem Gebiet der Biotensegrity.

Für die Spiraldynamik® ist er seit 2005 als Lehrer und Dozent im In- und Ausland tätig.
(Info: www.zentrum-in-bewegung.de)

Danksagung Bild und Ton

Mitwirkende

Idee & Konzept: Christian Larsen
Regie: Thomas Kabel
Cast: Bettina Frühwirth, Willi Schneider, Ekke & Eva Hager-Forstenlechner
Fotomodell: Marina Prinz
Kamera: Henry Fried, Claudia Larsen, Ruedi Zisterer, Marc Häfner
Fotografie: Claudia Larsen
Sprecher: Christian Larsen
Ton: Tommy Vetterli
Licht: Henry Fried; Thomas Kabel
Skelettmodelle: Tobias Amshoff
Stage Manager Thailand: Irene Roos
Stage Manager Denkingen: Bea Miescher
Schnitt: Tina Ketterer, Claudia Larsen
Musik: www.bluevalley.de

Institutionen

BR Filmstudio, München
KMS Kreativ Media Service, Denkingen
Georg Thieme Verlag, Stuttgart
New Sound Studio, Pfäffikon
Terra Nova PanoramaVision, Stuttgart

Drehorte

Za Zen Resort, Ko Samui, Thailand
www.samuizazen.com
KMS-Filmstudio, Denkingen, Germany
www.kms-netpoint.de
Hotel Kobenzl, Salzburg, Austria www.kobenzl.at
Seeschau, Zürich, Switzerland www.seeschau.ch

Special Th-X

Eva & Ekke Hager
Tina & Thomas Ketterer
Ti Fathaveesporn & Alexander Andries
Stefanie & Peter Herzog
Rosi Haarer-Becker
Marianne Arzt

Inhaltsverzeichnis

1 Einführung

1.1 3D-Massage – Veränderungen inbegriffen

Auf einer Bank oder Matte Platz zu nehmen und behandelt zu werden, kann eine durchaus angenehme Erfahrung sein. Geht der Empfänger wieder nach Hause, fühlt er sich entspannter, evtl. schmerzfrei, hat seine „Seele baumeln lassen". Eine Änderung seines Bewegungsverhaltens wird sich daraus nicht ergeben. Sich mit eigenen Haltungsgewohnheiten und seinen Bewegungsmustern auseinanderzusetzen, ist für viele Menschen seit der Jugend kein Thema mehr. Jetzt diktiert der Verstand, der Körper „muss" funktionieren. Treten Probleme auf, lässt er sich behandeln, es soll wieder werden wie früher. Schmerzen und Verspannung können aber auch als ein Signal für körperlich-seelische Blockaden wahrgenommen werden. Diese zu verändern setzt zunächst einmal die Bereitschaft zur Veränderung, zu einer Weiterentwicklung voraus. Hierfür bedarf es einfühlsamer Therapeuten, die Anstöße geben und ein neues Körper-Bewusst-Sein kreativ vermitteln können.

Mit der 3D-Massage wird Ihnen ein Instrument an die Hand gegeben, das den Körper des Empfängers wieder ins Gleichgewicht und zum Schwingen bringt. Durch die Verbindung von Massagetechniken und spiraldynamischer Körperarbeit schaffen Sie einen Rahmen, in dem ein therapeutischer Dialog stattfinden kann. Das eröffnet die Möglichkeit habituelle Bewegungsmuster zu erkennen, zu verändern und sich der psychosomatischen Zusammenhänge bewusst zu werden.

1.2 Körperbewusstsein: Körper – Bewusst – Sein

Bewegung gibt den Menschen die Möglichkeit sich auszudrücken, kreativ zu handeln. Da wir empfindsame Wesen sind, prägen innere wie äußere Umstände unsere Bewegungsvielfalt. Betrachtet man die Körperhaltungen von Menschen, bekommt man eine Ahnung davon, dass Haltungen Langzeit-Überlebensstrategien verkörpern: Schutz, Abwehr, Angst – um einige Beispiele zu nennen. Viele davon gehen auf die frühkindliche Prägungsphase zurück. Sie mögen in der Kindheit notwendig und sinnvoll gewesen sein, jetzt im Alter hindern sie uns an der Weiterentwicklung. Alternative zweckmäßigere Bewegungsmöglichkeiten werden nicht in Betracht gezogen, gegenwärtiges wie zukünftiges Handeln wird von diesen alten vergangenen Mustern geprägt.

Dieses Bewusstwerden der körperlich-seelischen Zusammenhänge bereichert die therapeutische Arbeit enorm. Durch das Annehmen der persönlichen Geschichte, die in unserem Körper Ausdruck findet, wird Wachstum durch Erweiterung der eigenen Möglichkeiten erst möglich. Die Schulung der inneren Achtsamkeit ist hierfür ein wichtiges Instrument.

Einen weiteren entscheidenden Einfluss hat die Schwerkraft. Sich ums Lot bewegen heißt, sich in die Schwerkraft zu integrieren. Gelingt dies, ist der Körper in einer labilen Balance. Die Gelenke sind zentriert, die Muskeln im Spannungsgleichgewicht, alle Strukturen können sofort reagieren und wieder ausgleichen. Wird der Mensch aus seiner Mitte verrückt, vergrößert sich die Angriffsfläche für die Schwerkraft. Muskeln müssen chronische Haltearbeit leisten, Gelenke werden dezentriert. Dies hindert den Körper bei längerer Belastung wieder zur Mitte zurückzukehren. Laotse sagt: „Die Schwerkraft ist die Wurzel der Anmut". Sich ums Lot zu bewegen drückt sich durch Leichtigkeit aus. Vielen Menschen gelingt es nicht, den Körper harmonisch zur Schwerkraft zu organisieren. Sie zeigen strukturell ausgeprägte Abweichungen. Dies bedeutet, sie räumen – meist unbewusst – der Haltung als Überlebensstrategie mehr Gewicht bei, als dem Veränderungspotenzial in Richtung harmonischer Balance mit statt gegen die Schwerkraft.

Die spiraldynamische Körperarbeit ist ein sinnlich-sensomotorisch-kognitiver Ansatz, schult gleichermaßen die Eigenwahrnehmung, die bewusste Bewegungssteuerung und das Verständnis der Zusammenhänge zwischen Körper und Psyche. Dabei bezieht sie sich auf Bewegungs- und Strukturprinzipien der Natur, nimmt die individuellen Gewohnheiten wahr und führt über die Dynamik in eine neue körperliche Zentriertheit, die sich positiv auf den ganzen Menschen auswirkt.

1.3 Spiraldynamik – 3D-Anatomie der Bewegung

Die Spiraldynamik ergründet die menschliche Bewegungskoordination mit den universellen Bewegungs- und Strukturprinzipien der Natur. Die Spirale als Bau- und Bewegungsprinzip des Raumes, die Welle oder Schwingung als dynamisch-rhythmisches Verhalten der Struktur in der Zeit, sowie dem Polaritätsprinzip als Voraussetzung für Leben und Dynamik. Dadurch erhält die Betrachtungsweise der menschlichen Anatomie und Bewegung einen anderen Fokus. Geht man mit dieser Sichtweise an die Anatomie heran, wird die Helix als 3D-Konstruktionsprinzip augenfällig. Die Anordnung der Knochenbälkchen, die in sich verschraubten Knochen – z.B. Hüftbein, Femur, der spiralige Verlauf von Bändern und Muskeln. Die Funktionalität der Helix ermöglicht ein variables Optimum von Flexibilität bei gleichzeitiger Stabilität. Zum Beispiel das Hüftgelenk: Der Femur und das Hüftbein sind klassische, in sich spiralig gewundene Knochen; die Hüftbänder stellen eine „Bandschraube" dar und die Hüftmuskulatur wirkt spiralig im Hüftgelenk: Hüftbeuger (M. iliopsoas) wie Strecker (M. glutaeus maximus) wirken neben Flexion/Extension dominant im Sinne der Außenrotation. Mit anderen Worten: Die Stützfunktion der Knochen, die Zugfestigkeit der Bänder und die Kontraktionskraft der Muskeln wirken in diesem komplexen flexibel-stabilen Spiralsystem synergistisch zusammen. Genau dieses spiralige Ordnungsprinzip der menschlichen Anatomie dient der spiraldynamischen Körperarbeit als Leitplanke.

Leben und Bewegung wird durch Polarität erst möglich. Dieses Urprinzip begegnet uns überall: männlich/weiblich, Tag und Nacht, Plus/Minus, Einatmen und Ausatmen. Auf den menschlichen Körper übertragen bedeutet dies: Zwei Pole – nehmen wir als Beispiel Kopf und Becken – und ihr bewegliches Zwischenvolumen – die Wirbelsäule mit Brustkorb – ergeben ein bipolares System, das in der Spiraldynamik als Koordinationseinheit bezeichnet wird. Hier kommt es zur Dehnspannung – Aufrichtung der Wirbelsäule durch Einrollen der Pole um ihre transversale Achse – und zu Spiralbewegungen – 3D-Rotationen der Pole um ihre Zentren.

Durch den Rhythmus – Bewegung mit Wellencharakteristik – entsteht ein alternierendes Fließen von funktionellen Links-rechts-Bewegungen des Stammes. Das dreidimensionale Öffnen und Schließen entspricht funktionell der alternierenden Verschraubung der Rippen beim Laufen. Links-rechts rhythmisch kombiniert entstehen definierte Formen von Achterbewegungen.

Das Prinzip Helix ist übertragbar auf andere Körpereinheiten wie Arm, Bein oder Fuß. Alle Einheiten zusammen ergeben die Gesamtkörperkoordination. Eine Fehlstellung der Fersenbeine hat somit Auswirkungen auf die gesamte Haltung.

Für die therapeutische Arbeit ist das Wissen um die 3D-Bewegungskoordination von großem Vorteil. Entscheidend ist die Umsetzung dieser „Bewegungsintelligenz" in den Alltag. Dabei kann alles zur Übung werden: der entspannte Spaziergang, das Treppensteigen oder das Anschieben eines Autos. Bewegungslernen bedingt Schulung von Wahrnehmungsfähigkeit und Achtsamkeit. Aus der großen Vielfalt der Bewegungsmöglichkeiten gilt es sich auf das Wesentliche zu konzentrieren, dabei helfen uns die Strukturprinzipien als „Leitfaden". Neue Verschaltungen der Nerven ergeben sich, wenn man bereit ist alte Muster aufzugeben und neue Wege zu gehen.

1.4 Die Reise beginnt

In diesem Bewusstsein kann die gemeinsame Entdeckungsreise beginnen: Am Anfang steht die Einstimmung durch Kontaktaufnahme der Hände mit den Füßen des Empfängers. Es folgen passive 3D-Mobilisierungstechniken, die den Empfänger durch Eigenwahrnehmung sein gesamtes Bewegungspotenzial spüren lassen. Dann tauchen beide in archaische Bewegungsmuster ein, das heißt in Urbewegungen, wie beispielsweise die des Laufens. Führungs- und Gleitwiderstände bieten dem Empfänger die Möglichkeit, seine neu geschulte Bewegungskoordination aktiv umzusetzen, da Veränderungen der Bewegungsstrukturen auf Dauer nicht durch die Arbeit des Therapeuten erfolgen kann, vielmehr durch das neu geschulte Bewusstsein des Klienten. Die Integration vertieft den Blick auf den seelisch-geistigen Aspekt der körperlichen Dissonanz und deren Auflösung durch Integration. Der Relaxteil schließlich lässt das neu Erfahrene in der Tiefe nachwirken. Die 56 Sequenzen sind keine Vorgabe im Sinne von „alle Sequenzen von 1 bis 56 sind durchzuarbeiten". Zu Übungszwecken schon, aber nachher nicht mehr. Dafür reicht die Zeit nicht. Die einzelnen Sequenzen können situativ individuell zusammengestellt werden: Bevorzugt jemand den aktiven Teil, so lässt sich dieser schwerpunktmäßig zu einer kompletten Aktiv-Massage ausbauen. Bei der nächsten Person das genaue Gegenteil: Hier heißt es dann, den aktiven Teil zu minimieren oder ganz wegzulassen – passive Mobilisierungen und Relaxteil werden wegleitend. Genauso verfahren Sie bitte mit der Integration: Sie stellt ein sehr erprobtes und tiefgehendes Instrument dar, ist aber nicht jedermanns Sache. Mit anderen Worten: Sequenzen situativ einsetzen, weglassen bzw. kombinieren. Übung macht auch hier den Meister. Vertrauen Sie Ihrer Erfahrung und Ihrer Intuition. Geber und Nehmer verschmelzen für diese Zeit zu einer „Bewegungseinheit". Es sollte aber kein „stiller Kampf" werden, indem der Geber versucht dem Empfänger seine Erfahrungen „aufzudrücken". Der Therapeut weiß um seine Eigenerfahrungen, „holt" den Empfänger dort ab wo er sich befindet, arbeitet zentriert aus der Mitte und erzeugt dabei einen Bewegungsfluss mit „Tiefenwirkung".

2 Massageprinzipien

2.1 Empathie

2.1.1 Behandlung und Begegnung

Wenn zwei Menschen sich treffen, spricht man generell von einer Begegnung. Hat jemand dagegen einen Termin beim Therapeuten, wird daraus meist automatisch eine Behandlung. Schöner wäre es, die zwischenmenschliche Begegnung stünde im Vordergrund. Warum das gar nicht so einfach ist, hat verschiedene Gründe. Schon die Rollenverteilung legt klar fest, wer welche Rolle zu spielen hat. Eine Person handelt, ist aktiv, ist der Profi, die andere Person wird behandelt, ist passiv, der Laie. Der Therapeut macht sich mittels Befunderhebung zunächst ein Bild und legt sich gedanklich den Plan für die Behandlung zurecht. Bilder und Pläne bergen aber die Gefahr in sich, dass ein trennender Raum zwischen Therapeut und Klient entsteht und es dadurch nie zu einer wirklichen Begegnung kommt.

Eine zwischenmenschliche Begegnung findet erst statt, wenn zwei Menschen dies jenseits ihres Rollenverständnisses wollen und sich darauf einlassen. So betrachtet bedeutet Empathie sich in eine andere Person einfühlen zu können, gleichzeitig ganz bei sich selbst zu sein und bleiben. Die Offenheit für den Augenblick macht dies möglich. Es entsteht ein Freiraum, in dem Begegnung entstehen kann. Dies verleiht der Massage eine noch größere Intensität. Dies führt uns von der Oberfläche der Haut in die Tiefe, hinein in die Strukturen und weiter zum Herzen.

2.2 Kommunikation

2.2.1 Reden ist Silber....

Es gilt, eine spezielle Art der Kommunikation zu entwickeln, die ganz entspannt auch während der Massage geschieht – ohne das Geben und Nehmen zu unterbrechen. Eine Kommunikation, die zu Beginn ein paar wichtige Dinge klärt und während der Körperarbeit genügend Raum für Stille und Schweigen lässt. Konkret sieht das so aus:

2.2.2 Das Gespräch mit dem Partner vor der Massage

Erklären Sie Ihrem Partner kurz den Gesamtablauf, so bekommt er eine Vorstellung, was das Ziel der Massage ist.

Bevor Sie mit der Massage beginnen, sollen Sie diese wichtigen Fragen klären:

- Ist der Empfänger momentan krank, z. B. Fieber, Unwohlsein?
- Bestehen Schmerzen, z. B. Muskel oder Nervenschmerzen?
- Werden Medikamente eingenommen, z. B. zur Blutverdünnung?
- Ist die Empfängerin schwanger oder hat sie starke Regelblutungen?

2.2.3 Kommunikation während der Massage

Die 3D-Massage ist sowohl eine kraftvolle als auch entspannende Form der Körperarbeit. Die Wechsel zwischen aktiv und passiv, die Intensität des Druckes, die Einladungen für den Positionswechsel – das alles will prägnant und angenehm kommuniziert sein. So kann beispielsweise für die optimale Intensität des Druckes eine Skala zwischen 0–100 % vereinbart werden. Spricht der Empfänger z. B. 95 % aus, weiß der Geber, dass er sich knapp unterhalb des Limits bewegt. Nehmen Sie den Atemrhythmus des Nehmers wahr und beziehen Sie ihn in Ihre Arbeit mit ein. Ein ständiger Körperkontakt während der Massage, lässt die Kommunikation auf nonverbaler Ebene nie abreißen.

2.2.4 Das Feedback nach der Massage

Nehmen Sie sich Zeit für diesen Austausch. Es gibt beiden die Möglichkeit, ihre Empfindungen und Erkenntnisse mitzuteilen. Gemeint ist hier ein konstruktives Feedback, das offen und ehrlich ausgesprochen werden soll und bei dem einer dem anderen zuhört.

2.3 Setup

2.3.1 Raum, Dresscode und Hilfsmittel

Raum

Wählen Sie einen Raum und gestalten Sie ihn so, als ob Sie selbst eine Massage dort empfangen möchten. Er soll freundlich, ruhig und vor allem angenehm warm temperiert sein. Sie benötigen eine Liege, die Ihrer Arbeitshöhe entspricht. Alternativ kann die Körperarbeit auch am Boden, auf einer dafür vorgesehen Unterlage, ausgeführt werden.

Dresscode

Für den Geber empfiehlt sich bequeme Kleidung, die nicht einengt. Der Empfänger trägt Unterwäsche, Sport oder Badekleidung – Frauen am besten zweiteilig – Bikini oder Shorts mit Top.

Hilfsmittel

Da bei einigen Griffen ein Gleitmittel benötigt wird, empfiehlt sich Mango-, Kokos oder Kakaobutter. Diese haben sich wegen ihres optimalen Hautgleitwiderstandes bewährt. Massageöl ist zu rutschig, Massagecremes trocknen zu schnell ein. Es gilt, genügend Kissen, Rollen und Decken zur Lagerung und zum Einhüllen bereitzuhalten. Entspannungsmusik und natürliche ätherische Öle tragen zu einer angenehmen Atmosphäre bei.

2.4 Ablauf

2.4.1 Schwerpunkte

Eine 3D-Massage dauert zwischen 60 und 120 Minuten. 90 Minuten haben sich als ideal erwiesen. In dieser Zeit schaffen Sie es nie, alle 56 Sequenzen durchzuführen. Setzen Sie vorher und in Absprache mit dem Empfänger Schwerpunkte, bauen Sie diese Teile aus und lassen Sie andere weg.

2.4.2 Körperarbeit in vier Akten

Sind alle Vorbereitungen abgeschlossen können Sie beginnen. Die 3D-Massage gliedert sich in vier Teile:

2.4.3 Stretchmassage

Sie setzt sich aus 3D-Mobilisationen zusammen, wobei zuerst nur eine gesamte Körperhälfte bearbeitet wird. Dabei kommen passive Mobilisierungs- und Dehntechniken zur Anwendung, die den funktionellen Bewegungsablauf der Gelenke spiegeln.

2.4.4 Aktivmassage

Dieselbe Körperhälfte wird nun aktiv durchgearbeitet, die Intensität und Tiefenwirkung werden von passiv über assistiv bis hin zu resistiv gesteigert. Zunächst in Seitlage, dann nochmals in Rückenlage, bis diese eine Körperhälfte komplett aktiviert ist.

2.4.5 Integration

Die Integration verbindet nun die behandelte mit der noch nicht behandelten Seite, wahlweise auf körperlicher, emotionaler und/oder geistiger Ebene. Im Anschluss daran folgt die Arbeit an der anderen Körperhälfte. Den Abschluss bilden Mobilisierungs- und Massagetechniken an Becken, Kopf und Kiefer, welche die Integration noch vertiefen.

2.4.6 Relaxmassage

Nachdem sich der Nehmer in Bauchlage gedreht hat, folgt der Entspannungsteil. Durch die Anwendung verschiedener Techniken wird der Empfänger in den Zustand der Tiefenentspannung versetzt.

Planen Sie genügend Zeit für die Nachruhe ein und tauschen sich danach über die Massage und die damit verbundenen Erfahrungen aus.

2.4.7 Hinweis zu den Fotos

Die blauen Kennzeichnungen in den Fotos zeigen Bewegungs- und Wirkrichtungen. Die roten Kennzeichnungen zeigen Führungs- und Gleitwiderstände des Therapeuten.

3 Stretchmassage

3.1 Gelenkmobilität und Muskelelastizität

Das Ziel der Stretchmassage besteht darin, Muskeln und Bänder elastischer und die Gelenke mobiler zu machen. Dies geschieht durch funktionelle 3D-Mobilisationen, die der Therapeut ausführt. Dabei nutzt er das gesamte Bewegungsausmaß der Gelenke. Fundierte Kenntnisse der funktionellen Anatomie sind hier Voraussetzung. Am Fuß beginnend wird zuerst eine Körperhälfte bewegt. Verkürzte Muskeln werden gedehnt, überdehnte Muskeln tonisiert. Um es auf den Punkt zu bringen: Die funktionelle Stretchmassage erzielt unmittelbar eine verbesserte **Muskelelastizität** – ohne reale Verlängerung der Muskeln. Muskellängen können sich nur durch veränderte Haltungs- und Bewegungsgewohnheiten auf einen neuen Sollwert einstellen. Die angestrebte **Muskelverlängerung** wird erst durch den funktionell optimierten Gebrauch verkürzter Muskelstrukturen im Alltag realisiert. Die Stretchmassage schult – bewusst wie unbewusst – die Eigenwahrnehmung bezüglich optimaler Bewegungsabläufe, ein Wissen, auf das im nächsten Akt, der Aktiv-Massage aufgebaut wird.

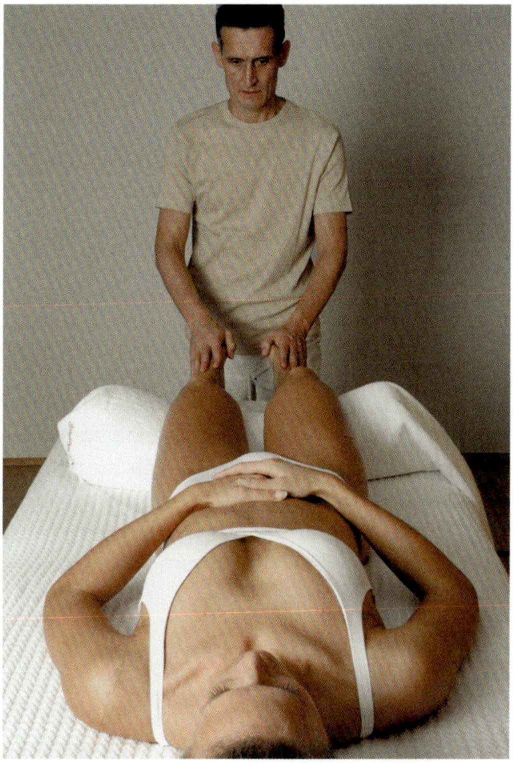

▶ **Abb. 3.1 Stretchmassage:** Die Einstimmung erfolgt durch Kontaktaufnahme mit den Füßen.

3.2

Stretchmassage Fuß

3.2.1 Film 1 Fußwelle

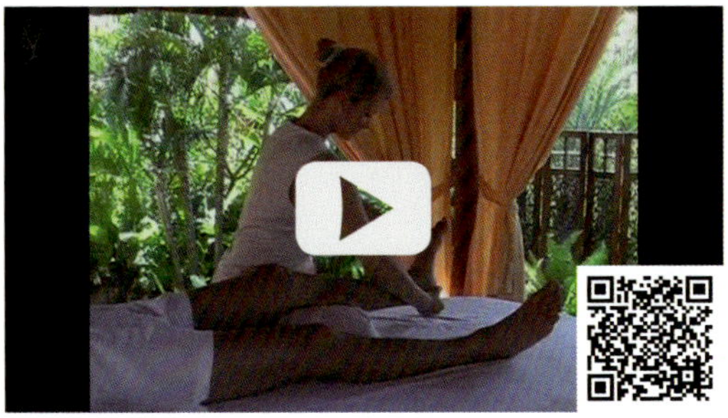

▸ **Video 3.1**

Definition

Die Regulation des Muskeltonus im Fuß stellt sich ein durch eine gehaltene Verschraubung des Fußskeletts – Supination Rückfuß, Pronation Vorfuß – kombiniert mit zyklischen Wiederholungen von Wellenbewegungen in Längsrichtung, das Ganze unter leichter Traktion. Diese rhythmische Wellenbewegung, das Einrollen und Ausrollen in Fußlängsrichtung entspricht den einzelnen Bewegungsphasen des Fußes beim Gehen und Laufen.

Wirkung

Beim gesunden Fuß kommt es zu einer konstruktiven Tonusregulierung der gesamten **Fußsohlenmuskulatur**. Die Fußwelle stützt und stabilisiert das Längsgewölbe beim **Senk-Plattfuß**, beim unbeweglichen **Hohlfuß** wirkt sie mobilisierend – je nach Ausführung und Betonung der einzelnen Bewegungskomponenten.

Technik

Eine Hand umgreift die Ferse, die andere den Vorfuß. Der Fuß als Ganzes wird spiralförmig verschraubt. Nun mit der Vorfußhand eine Wellenbewegung in Längsrichtung des Fußes ausführen: Das Einrollen der Welle erfolgt vom Vorfuß Richtung Ferse, das Ausrollen der Welle in umgekehrter Richtung von hinten nach vorn. Bewegung zyklisch-rhythmisch wiederholen.

Hinweis

Bei Senkfüßen und Plattfüßen wird das tonisierende Einrollen, bei Hohlfüßen das detonisierende Ausrollen betont. Der C-Bogen am Vorfuß wird durch einen entsprechenden konstanten Griff manuell sanft unterstützt. *Handwelle* Sequenz 12 und *Fußwelle* sind analoge Bewegungen.

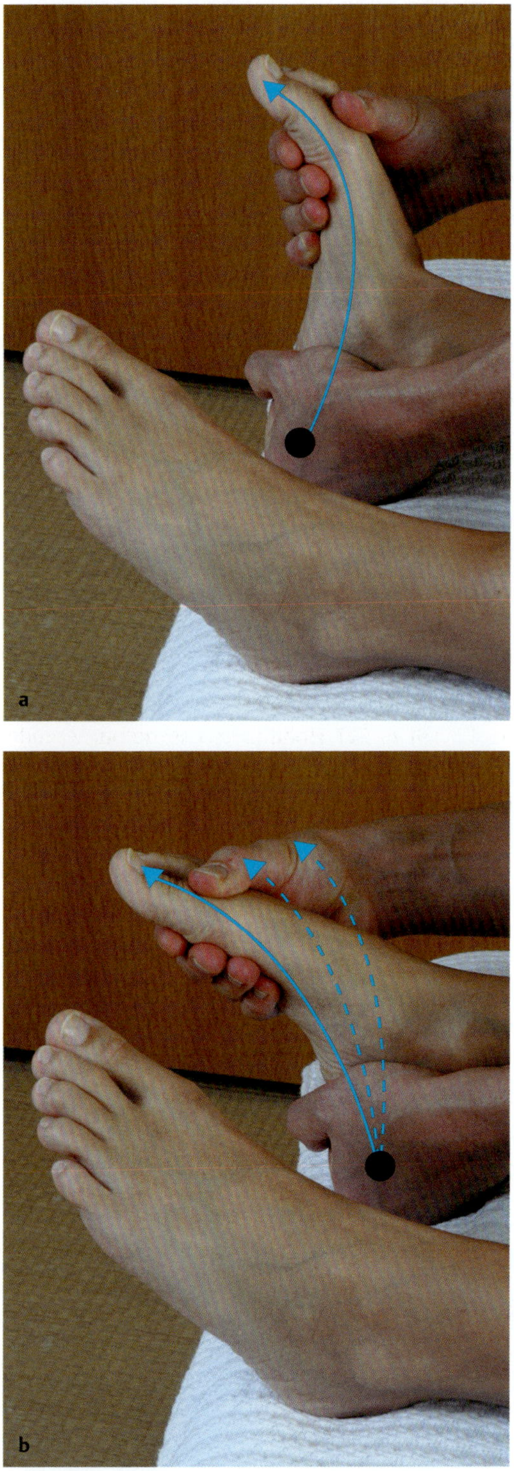

▶ **Abb. 3.2 a + b Fußwelle:** Zyklische Wellenbewegungen in Längsrichtung, bei gehaltener Verschraubung

3.2.2 Film 2 Fußgewölbe

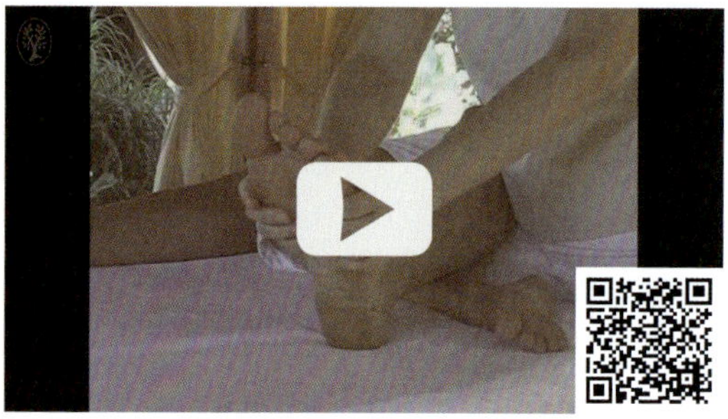

▸ **Video 3.2**

Definition

Der C-Bogen des Mittel- und Vorfuß-Quergewölbes entsteht durch das **Keilprinzip** der vorderen Fußwurzelreihe und durch eine Oppositions- und Einrollbewegung der Mittelfußknochen 1 und 5 um ihre eigene Längsachse. Alle Zehengrundgelenke sind dabei leicht gebeugt. Das Quergewölbe entspricht der evolutionsgeschichtlich umgewandelten Greiffunktion des vormenschlichen **Greiffußes** in einen Stützfuß mit flachem und elastisch federnden Vorfuß-Quergewölbe.

Wirkung

Die Einrollbewegung verbessert konstruktiv die Beweglichkeit im gesamten Vorfuß, insbesondere beim beginnenden kontrakten **Spreizfuß**. Die einzelnen Mittelfußknochen integrieren sich in die Oppositionsbewegung des ersten und fünften Strahls. Die dazwischenliegende tiefe Ballenmuskulatur wird aktiviert, für die Nerven zwischen den Metatarsalknochen wird so mehr Platz geschaffen – z. B. bei einer **Morton-Neuralgie**. Der Oppositionsgriff unterstützt zudem die Verkeilung der Keilbeine und damit die Belastungsstabilität des Fußgewölbes insgesamt. Beim instabilen ersten Strahl – beispielsweise beim **Hallux valgus** – kann so die Wichtigkeit der tarsometatarsalen Verankerung bewusst gemacht werden.

Technik

Die spiegelsymmetrische Einrollbewegung beginnt mit der vorderen Fußwurzelreihe. Das innere Keilbein wird zusammen mit dem Kahnbein gegen das Würfelbein eingerollt. Es folgt die Opposition zwischen erstem und fünftem Mittelfußknochen, das Einrollen des Großzehengrundgelenks gegen das Kleinzehengrundgelenk. So spannt sich ein C-Bogen quer über den gesamten Vorfuß. Hinzu kommt die Beugung in allen fünf Zehengrundgelenken.

Hinweis

Nicht in Spitzfußstellung arbeiten, das obere Sprunggelenk bleibt in 90-Grad-Stellung. Die Zehengrundgelenke 2–4 können mit den Fingern von der Fußsohle her sanft nach oben gestützt werden, was die Beugung der Zehengrundgelenke erleichtert und verstärkt. Die Sequenz 11 *Handgewölbe* stellt eine entsprechende Bewegung dar.

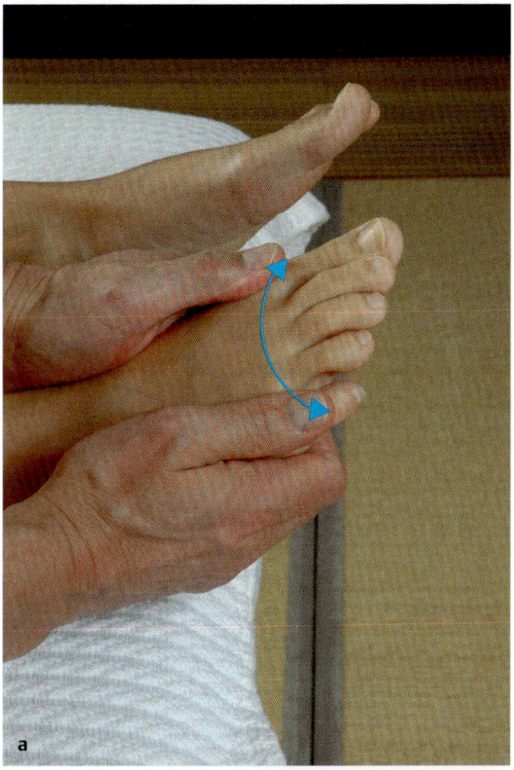
a

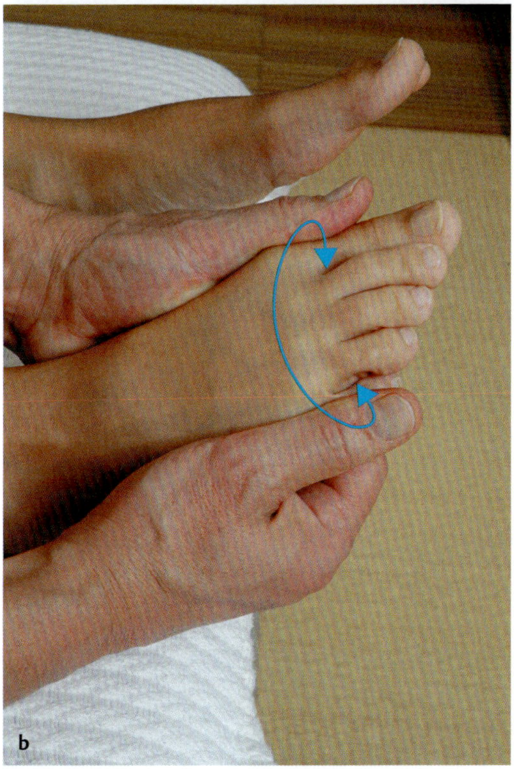
b

▸ **Abb. 3.3 a + b C-Bogen:** Synchrones Einrollen von Groß- und Kleinzehenstrahl um deren Längsachse.

3.2.3 Film 3 Fußspirale

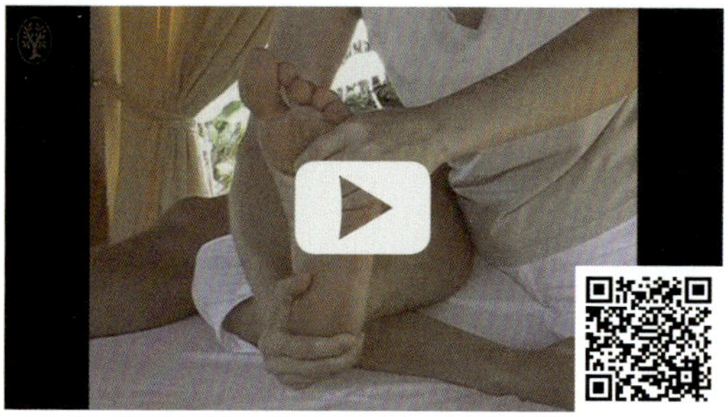

▶ Video 3.3

Definition

Die gegensinnige Verschraubung des Fußes um seine Längsachse – Supination des Rückfußes, Pronation des Vorfußes – gewährleistet die In-sich-Stabilität des Längsgewölbes. Wichtig dabei ist das **Keilprinzip**: Die Verkeilung der drei Keilbeine samt angrenzender Basis der Metatarsalknochen mittels Spiralprinzip im Fuß.

Wirkung

Die Fußwurzel- und Mittelfußknochen werden bei dieser spiraligen Verschraubung funktionell mobilisiert und gleichzeitig stabilisiert. Dies garantiert die In-sich-Stabilität des Fußlängsgewölbes. Beim **Senk-Plattfuß** wird die Fußsohlenmuskulatur tonisiert, beim Hohlfuß detonisiert. Durch die dezidierte Pronation des Vorfußes kann die Wahrnehmung für die Stabilität des ersten Strahls in seiner tarsometatarsalen Verankerung geschult werden – wichtig beispielsweise in der Behandlung des **Hallux valgus**.

Technik

Eine Hand umgreift die Ferse, die andere den Vorfuß und unterstützt dort den C-Bogen.

1. Dimension: Vor- und Rückfuß werden jetzt um die Fußlängsachse gegensinnig rotiert, der Vorfuß in Richtung Pronation, der Rückfuß im Sinne der Supination.
2. Dimension: Gleichzeitig werden Vor- und Rückfuß um ihre transversale Achsen eingerollt: Beim Senk- oder Plattfuß wird ein verdichtendes Einrollen angestrebt, beim **Hohlfuß** eine verlängernde aktive Entspannung mit sanfter Traktion.
3. Dimension: Durch gleichsinnige Rotation der beiden Pole Vor- und Rückfuß um die plantodorsale Achse erhält die Fußspirale ihre Dreidimensionalität.

Hinweis

Auf 90-Grad-Stellung im oberen Sprunggelenk achten. Die orthograde Ausrichtung des Fußgewölbes als Ganzes nicht verlieren: Eine mediale Verkürzung ergibt eine hier unerwünschte Sichelfußstellung, eine laterale Verkürzung ergibt divergierende Vorfüße. Unverändert gilt: Verdichtendes und verkürzendes Arbeiten beim Senk-Plattfuß, entspannendes und verlängerndes Arbeitens beim Hohlfuß.

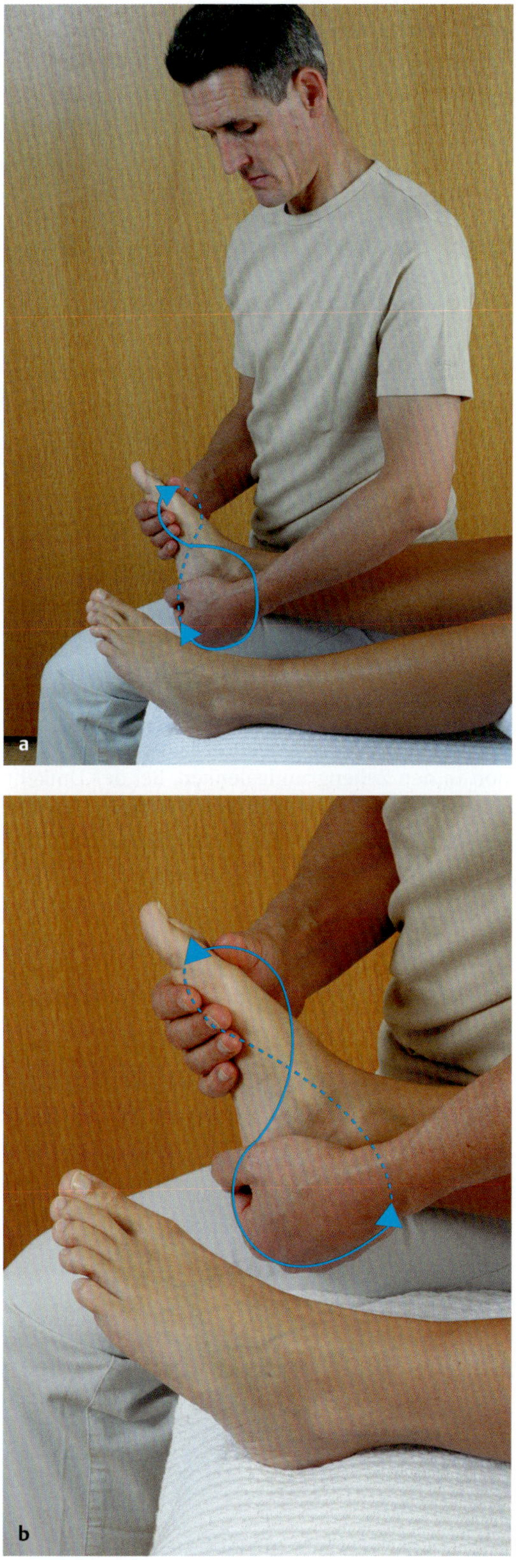

► **Abb. 3.4 a + b Fußspirale:** Verschraubung um die Längsachse – Supination Rückfuß, Pronation Vorfuß.

3.2.4 Film 4 Knöchelachter

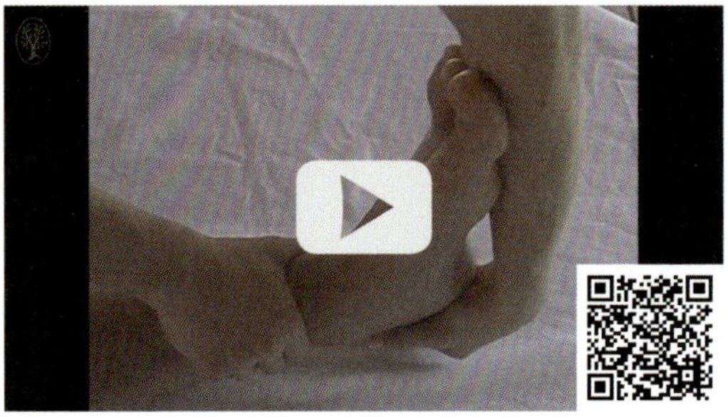

▸ **Video 3.4**

Definition

Durch diese Achterbewegungen werden die Sprunggelenke, speziell das obere funktionell mobilisiert. Lande-, Belastungs- und Abrollphase werden dabei dreidimensional und unter Traktion sowie Approximation bewegt. Die Drehrichtungen werden besonders berücksichtigt. Der Knöchelachter entspricht näherungsweise dem Bewegungsablauf während der Belastungsphase beim Gehen.

Wirkung

Der Knöchelachter verbessert die Dorsalextension im **oberen Sprunggelenk**, was für das Abrollverhalten des Fußes von enormer Wichtigkeit ist. Das Bewegungsausmaß kann dank der Dreh-Scharnier-Wirkung des Griffes optimal und funktionell trainiert werden – etwa im Vergleich zur linearen Dorsalextension, bei der es viel rascher zum harten Gelenkanschlag kommt.

Technik

Eine Hand umfasst den distalen Unterschenkel von proximal her, die andere Hand ergreift die Fußsohle, speziell das Fersenbein. Es erfolgt nun eine sanft-anhaltende Traktion. Während der Dorsalextension im oberen Sprunggelenk, dreht der Rückfuß in eine leichte Supination, während der Unterschenkel aufgrund des Verlaufs der **Talusführungsrinne** leicht nach innen dreht. Die gegensinnigen Drehrichtungen werden therapeutisch unterstützt. Während der Plantarflexion kehren sich die Drehrichtungen um. Durch zyklische Wiederholung mit runden Übergängen an den Umkehrpunkten entsteht die Achterbewegung.

Hinweis

Die Zehen bleiben entspannt, keine Hyperextension in den Zehengrundgelenken. Bei der Umkehr der Drehrichtungen während der Plantarflexion liegt die Betonung auf der Außenrotation des Unterschenkels, weniger auf der Pronation des Rückfußes.

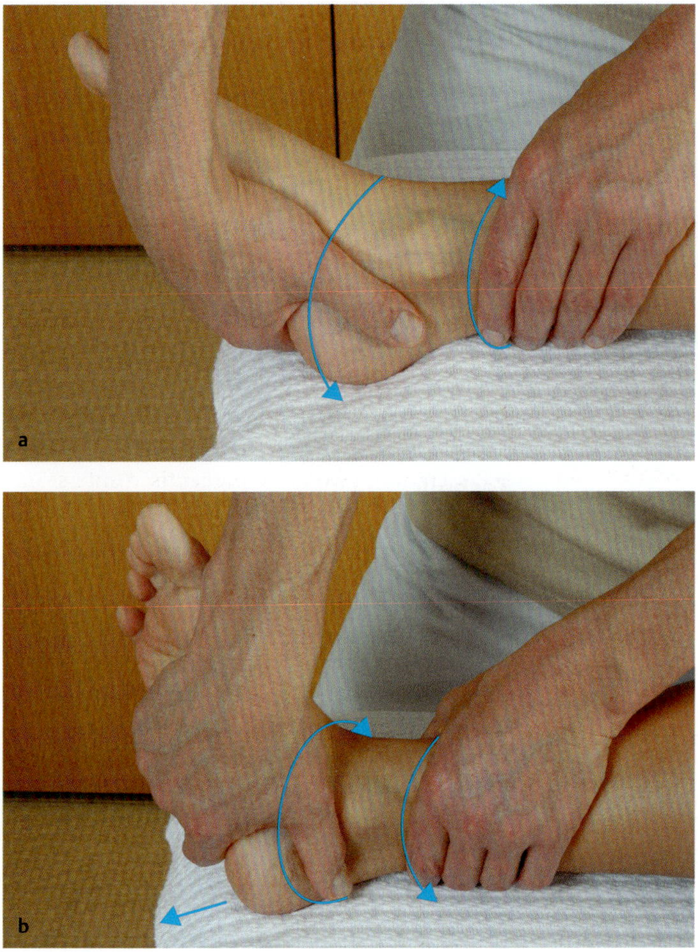

▸ **Abb. 3.5 a + b Knöchelachter:** Flexion – Extension plus gegensinniges Verschrauben in den Sprunggelenken unter leichter Traktion.

3.3 Stretchmassage Bein

3.3.1 Film 5 Knieachter

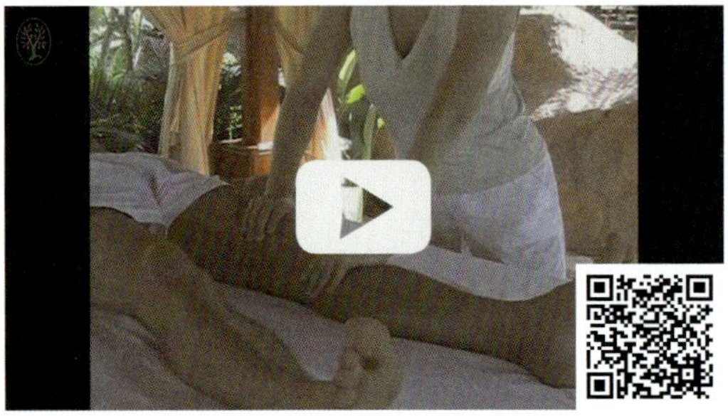

▶ **Video 3.5**

Definition

Die funktionelle Stabilität des gesunden Kniegelenks ist von zwei Faktoren abhängig: von gerade ausgerichteten Beinachsen und von den funktionellen Drehrichtungen des Ober- und Unterschenkels. In der **Spielbeinphase** bei gebeugtem Knie sind dies: Außenrotation des Oberschenkels und Innenrotation des Unterschenkels. Während der **Standbeinphase** reduziert sich die Verschraubung – im Sinne der zwangsläufigen Schlussrotation mit Innenrotation des Oberschenkels und Außenrotation des Unterschenkels. Der Knieachter mobilisiert alle beteiligten Strukturen auf funktionelle Art und Weise und ermöglicht so die Wahrnehmung genau dieser Verschraubung im Bein.

Wirkung

Durch die Verschraubung von Oberschenkel gegen Unterschenkel umschlingen sich beim gebeugten Knie die Kreuzbänder stärker und spannen sich gegenseitig tendenziell an. Dies erhöht die funktionelle Stabilität im Kniegelenk – ein Schlüssel für die aktive **Verletzungsprophylaxe** des flektierten Kniegelenks. Der oft verkürzte **M. biceps femoris** – er verhindert die Innendrehung des Unterschenkels – wird durch diese Spiralbewegung gezielt gedehnt. Das Knie erfährt lateral ein Gefühl von Elastizität, medial ein Gefühl der Dichte, das Bein insgesamt ein Gefühl von Länge.

Technik

Eine Hand umfasst den Oberschenkel, die andere den Unterschenkel nahe am leicht gebeugten Kniegelenk. Der Oberschenkel wird sanft nach außen, der Unterschenkel nach innen geschraubt. Zyklische Wiederholung und runde Umkehrung der Drehrichtungen an den Umkehrpunkten der Bewegung ergibt wiederum eine Achterbewegung. Dabei entfernen sich die Hände allmählich vom Knie in Richtung Hüfte und Knöchel weg, das Gefühl der Beinlänge wird dadurch intensiviert.

Hinweis

Das Knie leicht unterlagern, um eine Überstreckung mit Gelenkverriegelung zu verhindern.

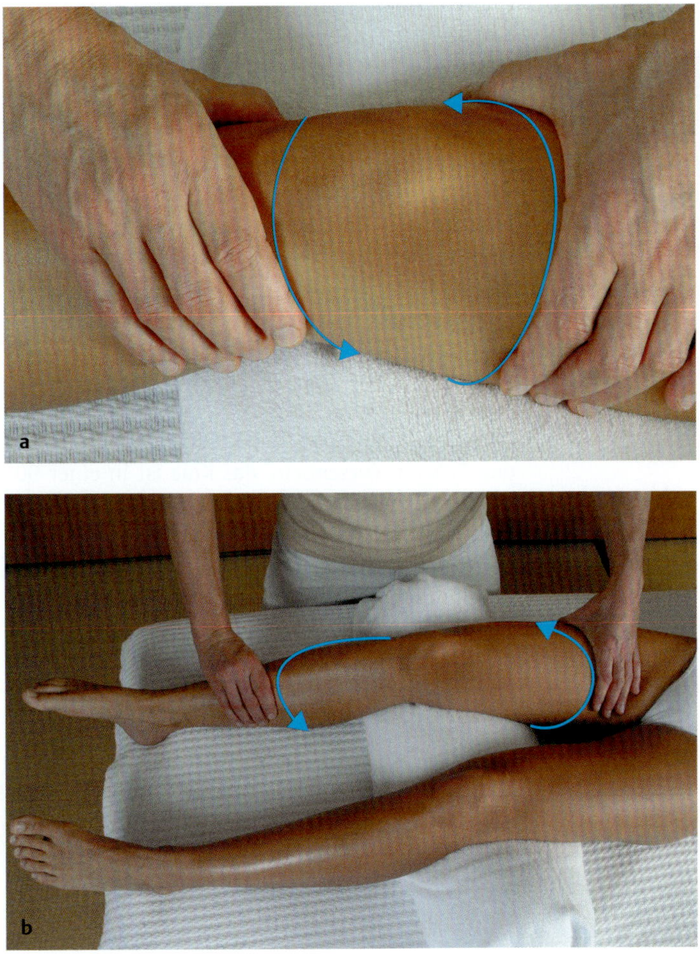

▶ **Abb. 3.6 a + b Knieachter:** Stabilität im Kniegelenk durch Verschraubung von Oberschenkel gegen Unterschenkel.

3.3.2 Film 6 Hüftachter

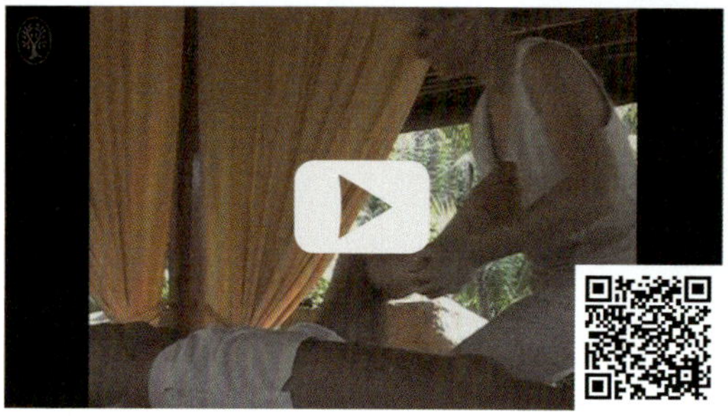

▸ **Video 3.6**

Definition

Das Hüftgelenk wird distal in Achterschlaufen bewegt. Das Knie beschreibt dabei auf einer gedachten Kugelsphäre eine Acht, die sich umgekehrt in der Pfanne spiegelt. Hauptbestandteil der Komplexbewegung sind – entsprechend der Hauptfunktion des Gehens – die Flexion und die Extension. Die große Schlaufe **Hüftbeugung** ist – entsprechend der 3D-Funktion des **M. iliopsoas** – mit einer Außenrotation und einer Add-/Abduktion gekoppelt. Die kleine Schlaufe **Hüftextension** nach hinten – entsprechend der Funktion der **Mm. glutaei** – mit einer Innenrotation und Ab-/Adduktion. Der Schnittpunkt der Achterschlaufen entspricht im Stehen der anatomischen Nullstellung. In Rückenlage wird er willkürlich z. B. bei 90-Grad-Flexion definiert.

Wirkung

Der Hüftachter fördert das gesamte funktionelle Ausmaß der Beweglichkeit im Hüftgelenk. Bei dieser 3D-Mobilisation werden Bänder, Muskeln und das Gelenk selbst als funktionelle Einheit bewegt. Diese hat eine regulierende Wirkung auf den Muskeltonus und auf die Bänder. Zudem freut sich der Hüftknorpel über das Anbahnen von wandernden Belastungszonen, was speziell bei beginnender **Koxarthrose** hilfreich ist.

Technik

Eine Hand stabilisiert das Knie, die andere fixiert den Fuß am Fersenbein, das Knie ist in einer 90-Grad-Winkelstellung gebeugt. Nun wird im Hüftgelenk weiter flektiert und gleichzeitig außenrotiert, die dritte Achse beginnt mit einer initialen Adduktion übergehend in eine progressive Abduktion. In einer weiten Schlaufe wird das Bein maximal flektiert-außenrotiert-abduziert. Dann in Richtung Streckung bewegt, wobei der Nullpunkt gekreuzt wird. Es folgt die kleine Gegenschlaufe in Richtung Extension. Dabei wird innenrotiert und adduziert. Und wieder zurück in Richtung Ausgangsstellung. Das Becken bewegt sich dabei nicht.

Hinweis

Mit kleinen Bewegungen beginnen und das Ausmaß langsam steigern. Beim sogenannten **Hüftimpingement** kommt es in Flexion-Adduktion-Innenrotation zu einem knöchernen harten und oft schmerzhaften Anschlagen des Femurhalses am Pfannenrand. Dieses Anschlagen ist strikt zu vermeiden – durch Reduzierung der initialen Adduktion oder durch Umlagerung des Beckens.

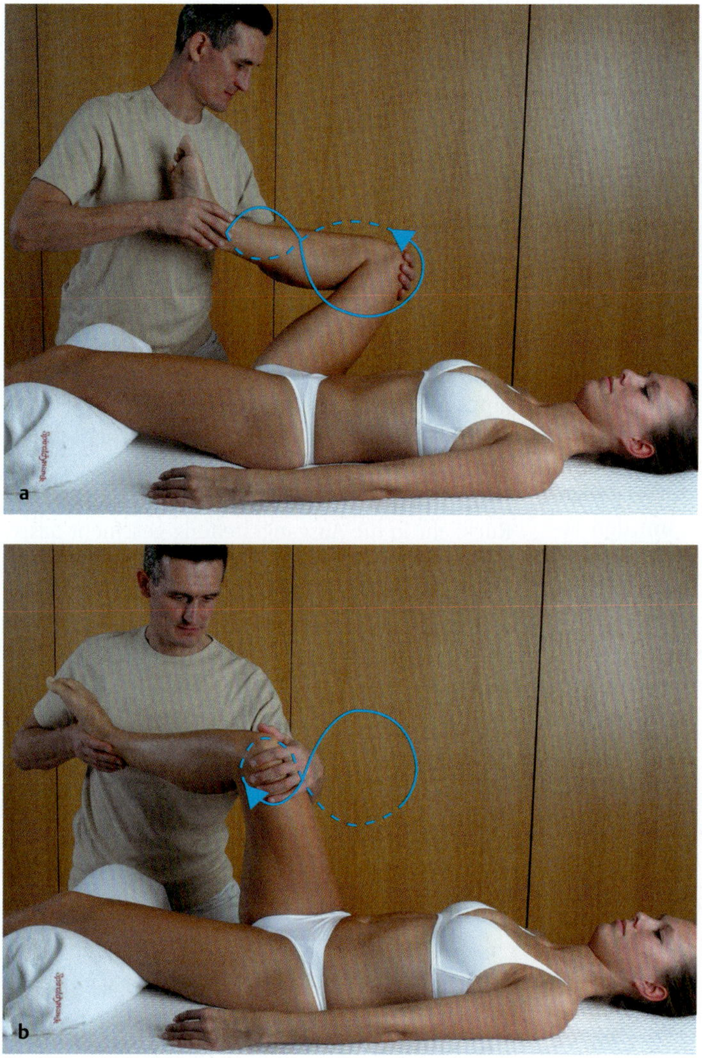

▸ **Abb. 3.7 a + b Hüftachter:** 3D-Mobilisierung des Hüftgelenks mit Fokus Hüftflexion. Achterschlaufen Flexion – Abduktion – Außenrotation und Extension – Adduktion – Innenrotation.

3.3.3 Film 7 Beinspirale

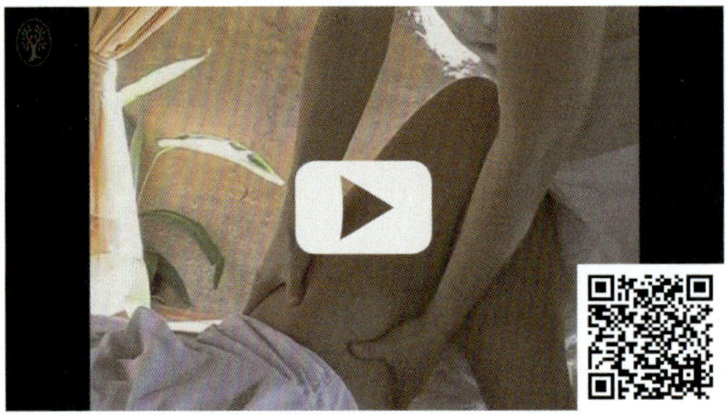

▸ **Video 3.7**

Definition

Die Beinspirale bezeichnet das Verwringen der gesamten Oberschenkelmuskelgruppen um den Femur. Der Muskelmantel wird dabei im Sinne der Außenrotation von proximal nach distal um den Knochen zirkulär mobilisiert. Dies entspricht der **Standbeinphase**, bei welcher der Beckenring – und mit ihm die **Hüftadduktoren** – um den Femur nach vorn kreiselt, während sie exzentrisch belastet werden.

Wirkung

Diese spiralige Verschraubung wirkt ausgleichend auf die Spannungsverhältnisse Oberschenkel- und Hüftmuskulatur: Bei einer **Valgustendenz** der Beinachse detonisierend auf die hypertonen und verkürzten Muskeln im Kniebereich – **M. tensor fasciae latae mit Tractus iliotibialis, M. biceps femoris** und **M. vastus lateralis**. Gleichzeitig werden die hypertonen und verkürzten Hüftadduktoren der Innenseite funktionell gedehnt. Bei der Behandlung spastischer Kontrakturen ist die Beinspirale besonders hilfreich.

Technik

Der Fuß ist aufgestellt, das Knie nach außen gekippt und entspannt am Körper des Therapeuten angelehnt. Die Hände greifen jetzt flächig um den Oberschenkel nahe der Leiste und winden die umfasste Muskulatur spiralförmig nach außen. Die Rückkehr in die Ausgangsstellung geschieht passiv durch die Eigenelastizität der Muskulatur. Für den nächsten Drehgriff beide Hände etwas in Richtung Knie verschieben, rhythmisch wiederholen bis hin zum Knie und wieder zurück in die Ausgangsstellung.

Hinweis

Darauf achten, dass der Oberschenkel entspannt bleibt und die Hüftadduktoren nicht mehr festhalten.

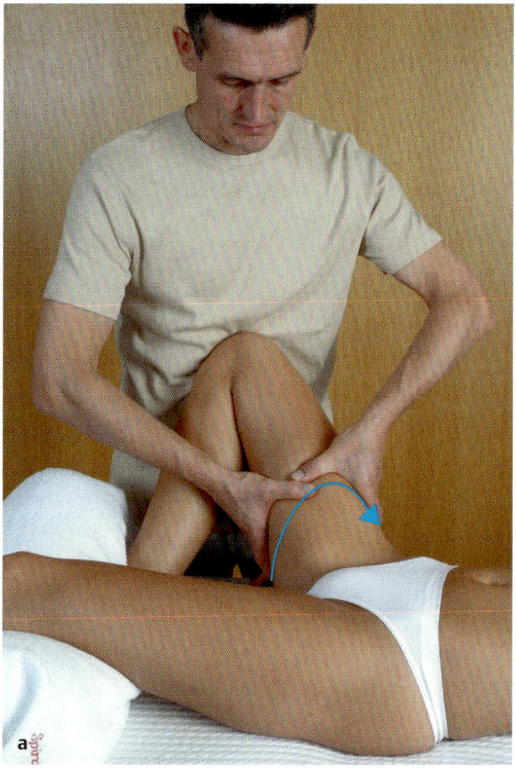

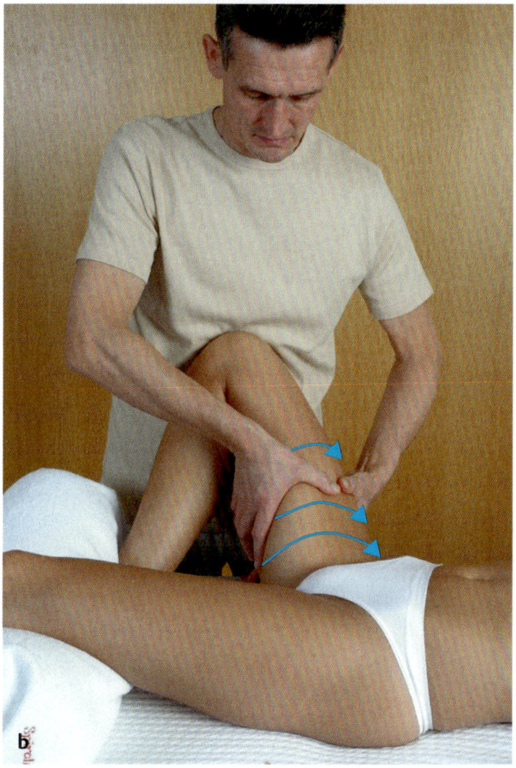

▸ **Abb. 3.8 a + b Beinspirale:** Spiralförmiges Verwringen der Oberschenkelmuskulatur um den Femur.

3.3.4 Film 8 Beinstretch

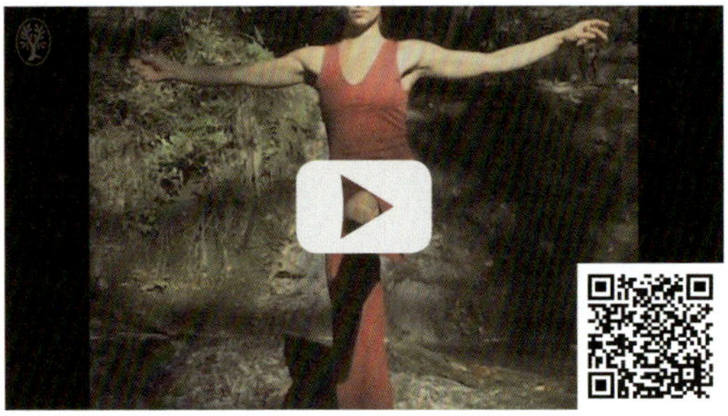

▸ **Video 3.8**

Definition

Mit dem Beinstretch wird speziell die rückseitige Ober- und Unterschenkelmuskulatur gedehnt. Es gibt zwei Varianten: Die Dehnung erfolgt bei gebeugtem oder gestrecktem Hüftgelenk. Bei der Variante 1 mit initial gebeugtem Kniegelenk entspricht dies der späteren **Standbeinphase** beim Gehen. Optimal kann die Dehnstellung mit einer mehr oder weniger intensiven Traktion verbunden werden.

Wirkung

Die meist verkürzte rückseitige Ober- und Unterschenkelmuskulatur wird durch den Beinstretch gedehnt, was einem funktionellen Streckdefizit beim Gehen und Laufen entgegenwirkt. Die bei der Variante 1 gleichzeitig ausgeführte Druckpunktbehandlung der Sehnenansätze der **ischiokruralen Muskulatur** am **Tuber ischiadicum** vertieft diese Wirkung. Die Bänder des Hüftgelenks kommen unter Zug, die funktionelle Beweglichkeit kann so angebahnt werden.

Technik

- Variante 1: Das Bein ist in seinen drei großen Gelenken je 90 Grad gebeugt. Die Hände halten den Fuß in spiraliger Verschraubung, der Fußballen des Therapeuten drückt sanft gegen die Ursprünge der ischiokruralen Muskulatur am Sitzbeinhöcker. Das Bein wird nun langsam in die Extension bewegt und in der Endstellung kurze Zeit unter Traktion gehalten.
- Variante 2: Aus der gebeugten Stellung wird der Fuß zur Decke bewegt, das Kniegelenk sanft und mit Nachdruck gestreckt. Wichtiges Detail: Die Kniestreckung erfolgt durch verlängernde Traktion des Beines, nicht durch Dorsalschub im Kniegelenk.

Hinweis

Gerade Beinachse und Drehrichtungen während der ganzen Bewegung einhalten.

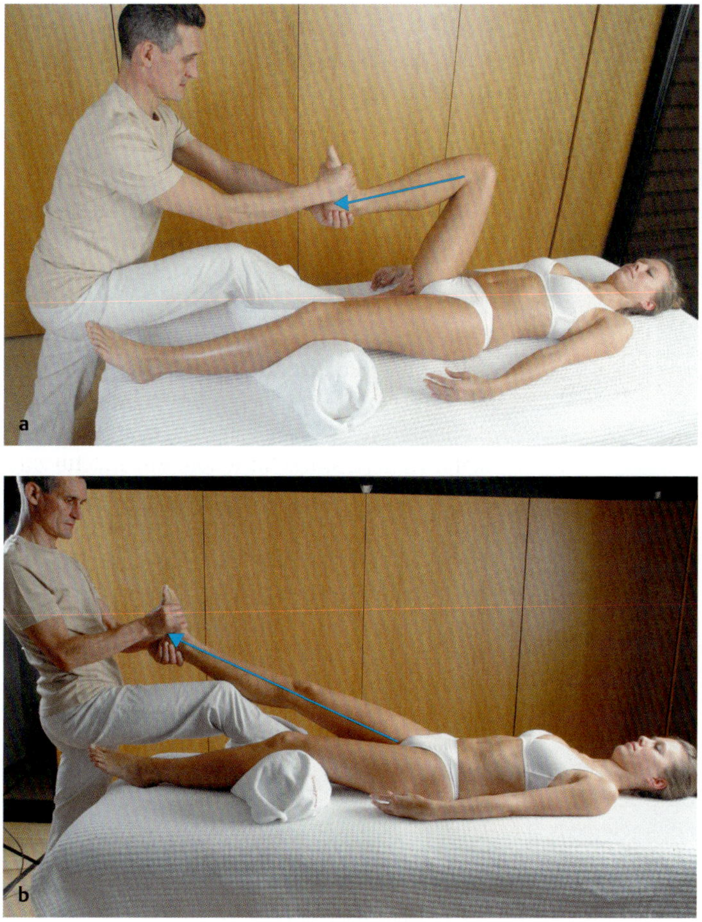

▶ **Abb. 3.9 a + b Beinstretch**
Variante 1: Traktion des gestreckten Beines durch Widerlagerung des Vorfußes am Sitzbein.

3.4 Stretchmassage Arm – Hand

3.4.1 Film 9 Armstretch

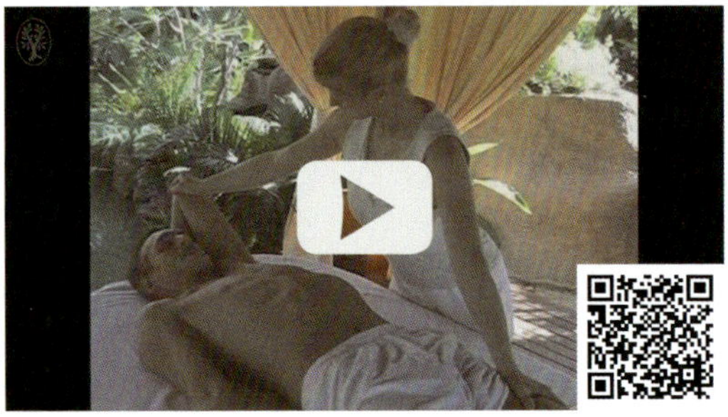

▸ **Video 3.9**

Definition

Als Armstretch bezeichnet man die Grifftechnik, bei der das Schultergelenk in anteriore **Elevation** und das Handgelenk in Dorsalextension gebracht wird. Analog zum Beinstretch gilt es, die funktionellen Drehrichtungen in den Stretch einzubauen: Oberarm dreht nach außen, Unterarm nach innen. Aus evolutionsgeschichtlicher Perspektive entspricht der Armstretch der Zugbelastung des Hängens mit nach außen rotierten Schultergelenken und pronierten Unterarmen.

Wirkung

Diese intensive Dehnung wirkt mobilisierend auf die Gelenk-, Band- und Muskelstrukturen von Arm und Schultergelenk. Speziell die Über-Kopf-Außenrotation im Schultergelenk und die Drehbeweglichkeit im Ellbogen werden gefordert und gefördert. Ideal bei Beweglichkeitsverlust des Schultergelenks durch Nichtgebrauch, beispielsweise bei einem **Rundrücken**. Bei der Variante 2 wirkt der Zug auf die gesamte Thoraxhälfte bis hinunter zum Hüftgelenk.

Technik

- Variante 1: Der Arm wird aus der Rückenlage gestreckt über Kopf und in maximale Außenrotation gebracht. Die Handinnenfläche zeigt zur Unterlage hin, der Unterarm ist in dieser einfacheren Variante richtungsgleich mit dem Oberarm supiniert. Das Handgelenk kann jetzt in Dorsalextension gebracht werden. Dabei dient der Daumen der anderen Hand als Widerlager. Weitere Möglichkeit: Die Handfläche wird – der Ellbogen bleibt gestreckt – zur Decke proniert. So kommt es zur gegensinnigen Verschraubung von Ober- und Unterarm bei gestrecktem Ellbogengelenk.
- Variante 2: Die Handinnenfläche wird neben dem Ohr des Nehmers platziert, die Fingerspitzen zeigen rückläufig in Richtung Schultergelenk. Der Oberarm wird maximal außenrotiert, der Unterarm proniert, das Handgelenk dorsal extendiert. Das Ellbogengelenk wird mit einer Hand fixiert, die andere Hand umfasst flächig die Vorderseite des Oberschenkels. Durch ein sanftes Auseinander-Stoßen der beiden Hände, weg von der Körpermitte, wird der Armstretch ausgeführt.

Hinweis

Nach (Sub-) **Luxationen** oder bei stärkeren Bewegungseinschränkungen im Schultergelenk, empfiehlt es sich, den Armstretch nicht oder modiziert und mit Vorsicht auszuführen.

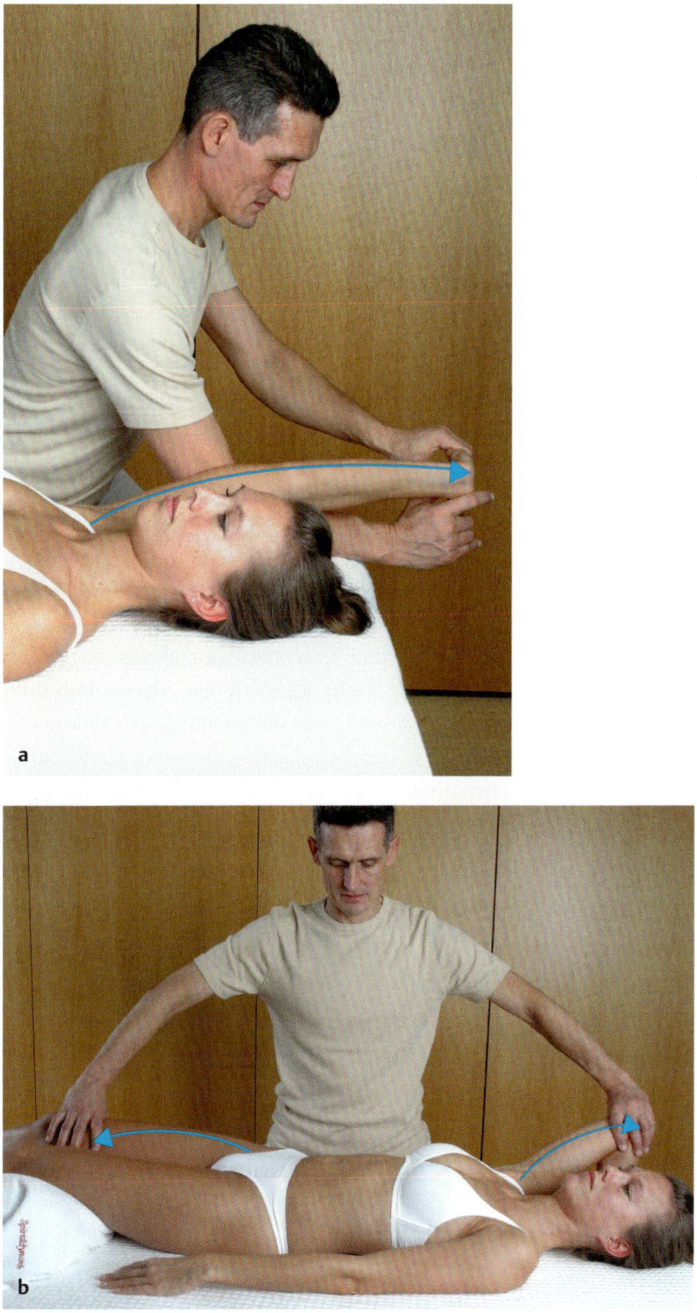

▸ Abb. 3.10 Armstretch: Mobilisierung von Schulter-, Ellbogen- und Handgelenk unter Traktion.

a Variante 1.

b Variante 2.

3.4.2 Film 10 Handachter

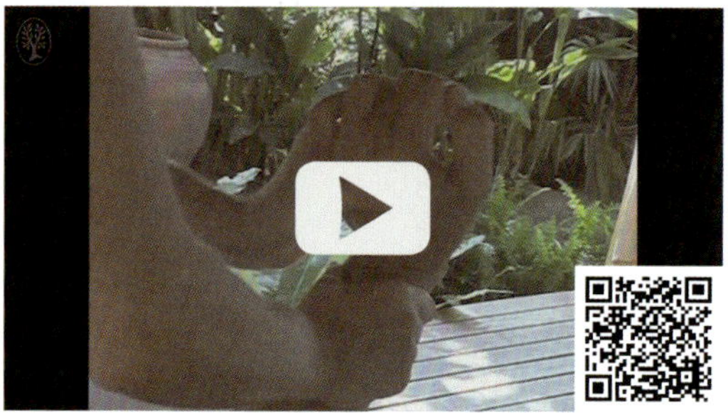

▶ **Video 3.10**

Definition

Die Achterbewegung im Handgelenk ist eine zyklische Bewegungsabfolge mit einer radialen und einer ulnaren Bewegungsschlaufe. Der räumliche Bewegungsablauf wird durch die eiförmige Gelenksgestalt bestimmt, der zeitliche Ablauf durch das Nacheinander der an der Handwurzel ansetzenden Unterarmmuskulatur. Der Handachter entspricht der funktionellen Bewegungsvielfalt der Hand und ihrer Handlungsfreiheit.

Wirkung

Der Handachter trainiert dreidimensional das funktionelle Bewegungsausmaß der Hand – wichtig bei eingeschränkter Beweglichkeit des Handgelenks. Alle Band- und Muskelstrukturen werden nacheinander bewegt. Gleichzeitig wird die funktionelle Stabilisierung des Handgelenks geübt. Durch bewusste Reduktion des Bewegungsausmaßes wird die funktionelle Mittelstellung der Hand gefördert, das Handgelenk wird so zentriert und axial ausgerichtet. Dieses Vorgehen ist grundlegend bei allen funktionellen Überlastungen der Muskeln und Sehnen im Handgelenksbereich. Bei einer **rheumatoiden Arthritis** des Erwachsenen kann einer **radialen Deviation** der Handwurzel und einer **ulnaren Deviation** der Finger entgegengewirkt werden.

Technik

Eine Hand fixiert den distalen Unterarm nahe am Gelenk, die andere umfasst den Handteller mit einem Oppositionsgriff, der den weiten Oppositionsbogen zwischen Daumen- und Kleinfingergrundgelenk unterstützt. Es folgt nun eine rückwärtslaufende Achterbewegung mit einer radialen und einer ulnaren Schlaufe. Das Bewegungsausmaß wird seitlich voll ausgeschöpft, ebenso die Schlaufenanteile in die Dorsalextension. Das Handgelenk kann so maximal, dynamisch und dreidimensional nach dorsal extendiert werden.

Hinweis

Um die Mobilisation im Handgelenk zu verstärken, kann der Unterarm gegensinnig verschraubt werden: Supination der Hand kombiniert sich mit Pronation des Unterarms zu Beginn der radialen Schlaufe, umgekehrt zu Beginn der ulnaren Schlaufe. Es ist darauf zu achten, nicht in die Plantarflexion hineinzuarbeiten.

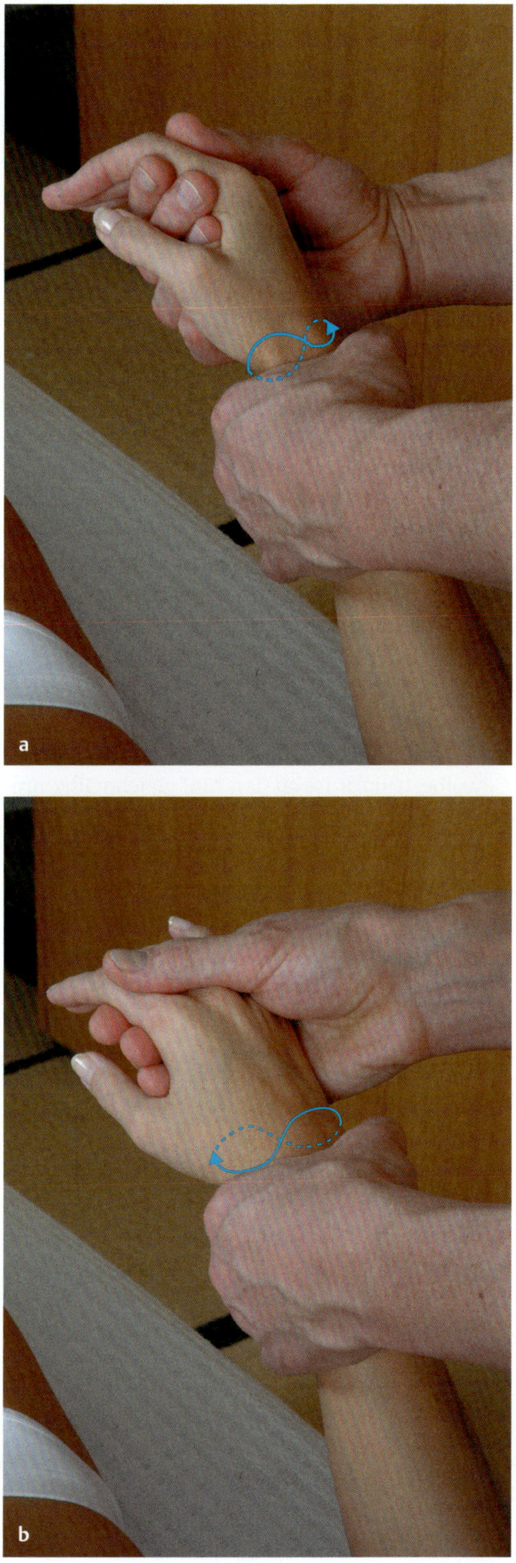

▶ **Abb. 3.11 a + b Handachter:** Zentrierung und axiale Ausrichtung des Handgelenks durch Achterbewegungen.

3.4.3 Film 11 Handgewölbe

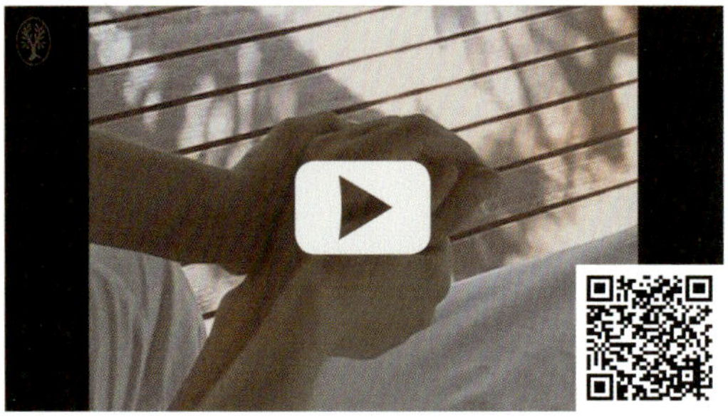

▸ **Video 3.11**

Definition

Die Hand als Ganzes folgt in Form und Funktion dem Prinzip eines Kugelgewölbes. Dabei kommt es zu einem weiten Oppositionsbogen zwischen Daumen- und Kleinfingergrundgelenk – dem C-Bogen des Handgewölbes. Die Opposition zwischen Daumen und Kleinfinger stellt die strukturelle und funktionelle Grundlage der Hand dar. Durch eine spezifische Grifftechnik mit spiegelsymmetrischem Ein- und Ausrollen von Daumen- und Kleinfingerstrahl wird diesem Konstruktionsprinzip Rechnung getragen – Voraussetzung für koordiniertes Greifen und Loslassen.

Wirkung

Es findet eine Mobilisierung vor allem der proximalen Handwurzelreihe sowie der Mittelhandknochen statt. Das synchrone Einrollen von Daumen- und Kleinfingerstrahl erfordert das synergistische Zusammenspiel von Ab- und Adduktoren – ein Eckpfeiler der Therapie der **Rizarthrose**.

Zusätzlich werden die Zwischenknochenmuskeln der Hand, die **Mm. interossei** und **Mm. lumbricales** mobilisiert und aktiviert. Die oft kontrakten dorsalen und ulnaren Strukturen – **Krallenhand** mit **Ulnardeviation** – werden so funktionell gelöst. Durch Anwendung des Oppositionsbogens im Handwurzelbereich kann bei bestimmten Formen des ossären **Karpaltunnelsyndroms** mehr Platz für den hier durchtretenden **Medianusnerv** geschaffen werden.

Technik

Die Hand ist in Dorsalextensionsstellung. Die Finger der einen Hand umgreifen den 5. Strahl des Mittelhandknochens. Kleinfingerkuppe hat Kontakt mit **Os pisiforme**. Die anderen Finger umgreifen den 1. Strahl der Mittelhandknochen, Kleinfingerkuppe hat Kontakt mit dem **Os scaphoideum**. Erster und fünfter Strahl werden spiegelsymmetrisch um die eigene Längsachse eingerollt. Der Handrücken wird dadurch geweitet, die Handinnenfläche tonisiert, ohne dass der Handteller dabei fächerförmig auseinandergezogen wird. Die C-Gewölbestruktur ist an den fünf gleichmäßig prominenten Handknöcheln dorsal gut sichtbar.

Hinweis

Auf eine funktionelle leicht nach dorsal extendierte Stellung der Hand achten. Bei stark adduzierter Grundstellung des Daumens beginnt die Einrollbewegung mit einer Abduktion und Reposition im Daumensattelgelenk. Die Sequenz 2 *Fußgewölbe* stellt einen analogen Gewölbeaufbau dar.

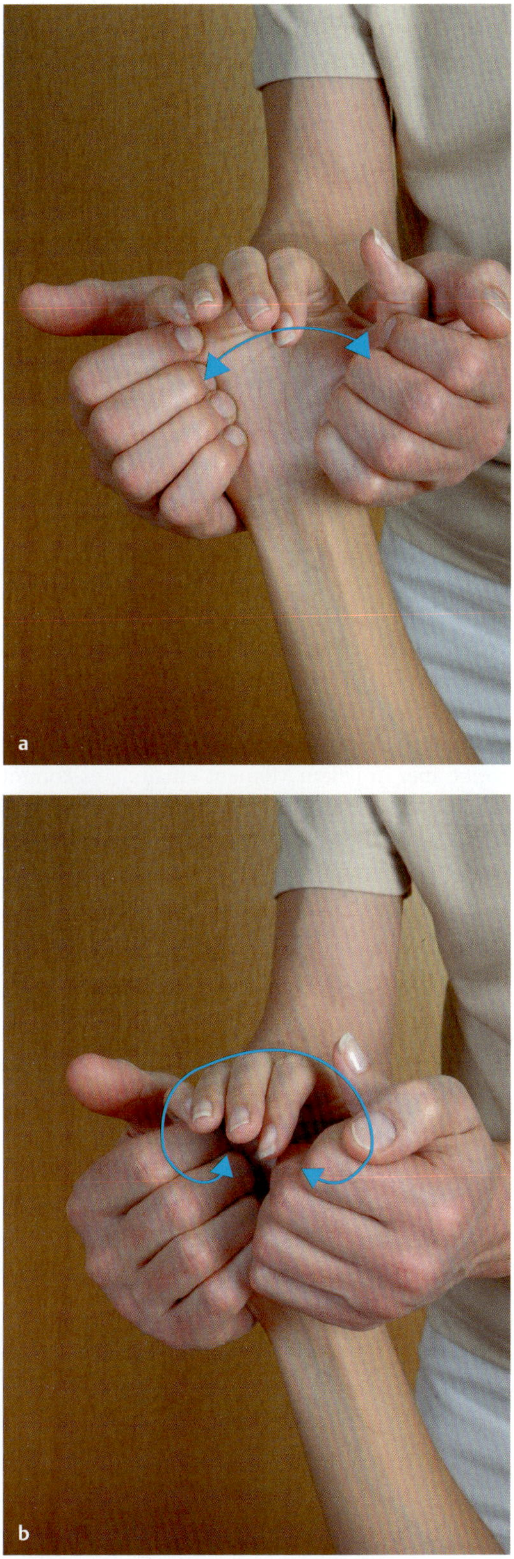

▸ **Abb. 3.12 a + b Handgewölbe:** Synchrones Einrollen von Daumen- und Kleinfingerstrahl um deren Längsachse.

3.4.4 Film 12 Handwelle

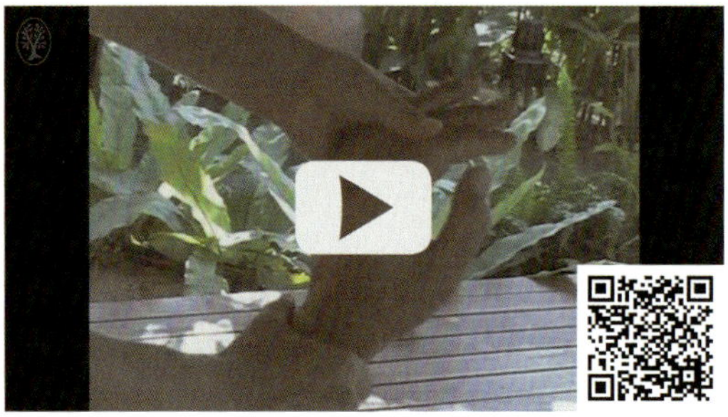

▸ **Video 3.12**

Definition

Dieser Griff entsteht durch zyklisch-rhythmische Wiederholung einer Wellenbewegung der Hand in Längsrichtung und ist Teil des funktionellen Schließens und Öffnens der Hand. Dies entspricht einem stufenlosen Übergang von der **Kugelhand** zur tendenziellen **Tellerhand**, von Greifen und wieder Loslassen.

Wirkung

Neben dem Querbogen des Handgewölbes vervollständigt der dynamisch-variable Längsbogen der Handwelle des Kugelprinzip der Hand. Dieses archaische Muster von Greifen und Loslassen ist bereits als **Greifreflex** im genetisch festgelegten Bewegungsrepertoire des Neugeborenen enthalten. Die archaische Urfunktion wird so belebt, die gesamte Handtellermuskulatur erhält so funktionelle Stabilität. Zusammen mit der Schultermobilisation ideal für **Musiker** mit Überlastungsbeschwerden durch ihr **Instrumentalspiel**.

Technik

Eine Hand fixiert den Unterarm nahe am Gelenk. Die andere umfasst unterstützend den querlaufenden Gewölbebogen der Hand. Der Oppositionsgriff für den Handteller entspricht der Sequenz 11 *Handgewölbe*. In einer rhythmischen Wellenbewegung und unter leichter Traktion nun die Hand zyklisch öffnen und schließen.

Hinweis

Während des Öffnens flacht sich der Oppositionsbogen zwischen Daumen und Kleinfinger ab, die Kugelhand wird zur tendenziellen Tellerhand. Die nach oben konvexe Gewölbestruktur der Hand bleibt aber in jedem Moment erhalten, es kommt in keinem Moment zu einer Umkehr der Opposition. Handwelle und Fußwelle Nr. 1 sind analoge Wellenbewegungen.

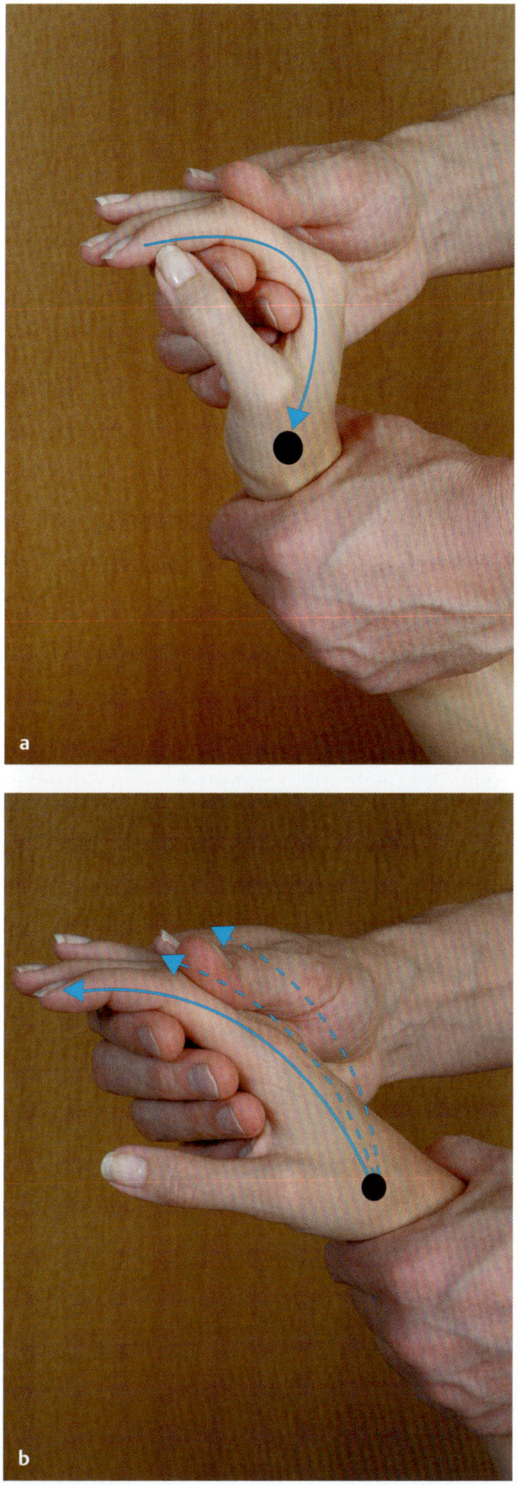

▸ **Abb. 3.13 a + b Handwelle:** Funktionelles Schließen und Öffnen der Hand durch zyklische Wellenbewegungen in Längsrichtung.

4 Aktivmassage

4.1 Tiefenwirkung dank Führungswiderstand

Die passive 3D-Massage schult die Eigenwahrnehmung im Hinblick auf eine optimale Haltungs- und Bewegungskoordination. Der Empfänger ist dabei kognitiv aktiv, intensiv wahrnehmend, aber motorisch passiv. Die Aktivmassage baut darauf auf: Gezieltes Anleiten und ein individuell dosierter, dreidimensionaler Führungswiderstand erlauben es, immer tiefer in die Struktur zu gelangen. Mit den so gewonnenen Tiefenerfahrungen und Erkenntnissen gelingt es, neue Innenräume zu entdecken, die es später als neues Bewegungspotenzial im Alltag umzusetzen gilt.

Aktivität gegen Widerstand vertieft die bereits erzielte Wirkung bezüglich Muskeltonus und Muskelelastizität. Die tieferliegenden Rezeptoren werden angesprochen, die Änderung habituell ungünstiger Bewegungsmuster wird eingeleitet.

Am Beginn steht das assistive Führen einer Bewegung, die Hände des Therapeuten begleiten die aktiven Bewegungen des Klienten. Sind die raumzeitlichen Qualitäten der Bewegung verinnerlicht, wird das Prinzip „Bewegungsführung“ umgepolt und durch das Prinzip „Führungswiderstand“ ersetzt. Damit der manuelle Widerstand dem Anspruch „Führung“ gerecht werden kann, gilt es zwei Schlüsselbedingungen zu erfüllen: Anatomie und Individualität. Die **Anatomie** der menschlichen Körperlandschaft ist ein verbindlicher und prinzipieller Wegweiser, um den Ort und die Richtung des manuellen Führungswiderstandes zu definieren. Tempo und Intensität sind im Einklang mit der **Individualität** des Klienten zu dosieren – in Übereinstimmung mit der individuellen Konstitution, Disposition, Zielsetzung und gesundheitlichem Problem. Durch einen „anatomisch gerichteten“ und „individualisierten“ Führungswiderstand wird die Bewegungsqualität sozusagen durch den Empfänger selbst „auf den Punkt gebracht“. Der Therapeut arbeitet zentriert aus seiner Körpermitte und erzeugt dadurch eine Kraft ohne Anstrengung. Das Gleitmittel kommt nach den Achterbewegungen zum Einsatz und sorgt für einen optimalen Hautgleitwiderstand.

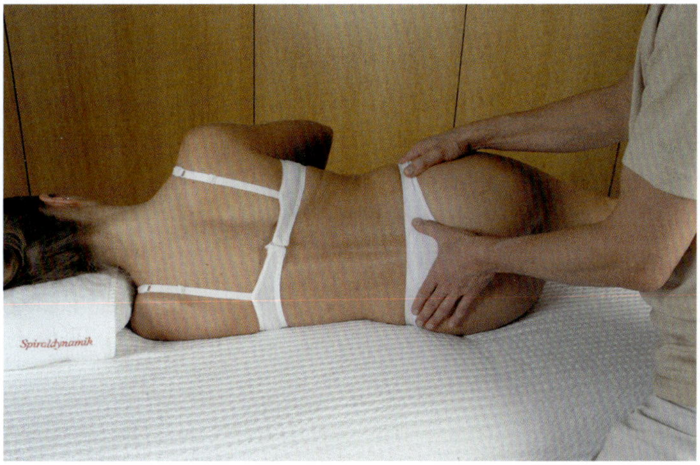

▶ **Abb. 4.1 Aktivmassage:** Tiefenwirkung durch Führungswiderstand erzielen.

4.2 Aktivmassage Achter

4.2.1 Film 13 Beckenachter

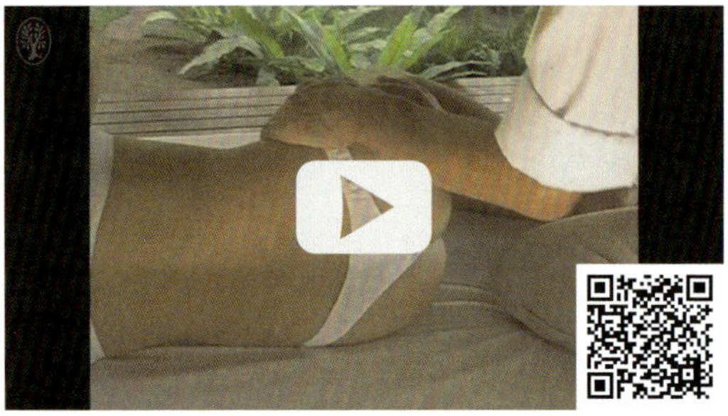

▶ **Video 4.1**

Definition

Ein mobiles Becken ermöglicht dem Menschen, auf Veränderungen des eigenen Schwerpunktes, die sich bei allen Tätigkeiten und Bewegungen im Alltag ergeben, sofort und ökonomisch zu reagieren. So erfährt er Stabilität in jedem Moment der Bewegung. Der Beckenachter in Seitlage nutzt hierfür das ganze physiologische Bewegungsausmaß der Iliosakralgelenke, der Symphyse und des lumbosakralen Überganges aus, um die **optimale funktionelle Mobilität** bei gleichzeitiger Stabilität herzustellen. Außerdem dient er zur Bahnung der *Lendenöffner* Sequenz Nr. 17.

Wirkung

Durch die präzise Führung der Bewegung werden vorhandene „Blockaden" im **Iliosakralgelenk** gelöst, die Bandstrukturen funktionell bewegt, der Beckenboden stimuliert und die posterolaterale Beweglichkeit lumbosakral verbessert. Der lumbosakrale Übergang erfährt dorsal eine Entlastung, die Lendenstrecker entspannen sich. Bei ventral gekippter oder protrahierter Beckenstellung bewirkt diese Mobilisierungstechnik zugleich Schulung und Wiederherstellung der physiologisch sinnvollen Beckenaufrichtung während 3D-Bewegungsabläufen mit axialer Stoßbelastung lumbosakral.

Technik

Der Empfänger liegt in Seitlage, Hüft- und Kniegelenk sind ca. 90 Grad angewinkelt. Der Oberkörper dreht aktiv Richtung Unterlage bei gleichzeitiger Extension der Brustwirbelsäule. Der Masseur umfasst das oben liegende Hüftbein am Beckenkamm und Sitzbeinhöcker. Das Hüftbein wird jetzt um seine drei Achsen nach *hinten-unten-außen* gedreht – nach hinten um die transversale Achse *(Kontra-Nutation)*, nach unten um die sagittale Achse *(Outflare)* und nach außen um die longitudinale Achse. Die Kombination dieser drei Richtungen ergibt eine spiralförmige Drehbewegung, die dem Muskelzug der **Mm. glutaei** auf das Hüftbein während der **Standbeinphase** entspricht. Mit einer kleinen Schleife kehren Sie die Bewegung um, die Beckenschaufel wird nach *vorn-oben-innen* in Richtung Nabel bewegt, der Zugrichtung des **M. obliquus internus abdominis** folgend – der **Spielbeinphase** entsprechend. Hier erneut eine Umkehrschleife, durch die fließende Verbindung der beiden Umkehrschleifen entsteht eine veritable Achterbewegung.

Hinweis

Am Anfang führt der Masseur die Bewegung, dann übernimmt der Empfänger. Darauf achten, dass keine Ausweichbewegungen in der Brustwirbelsäule wie Mitdrehen oder Rundrücken erfolgen.

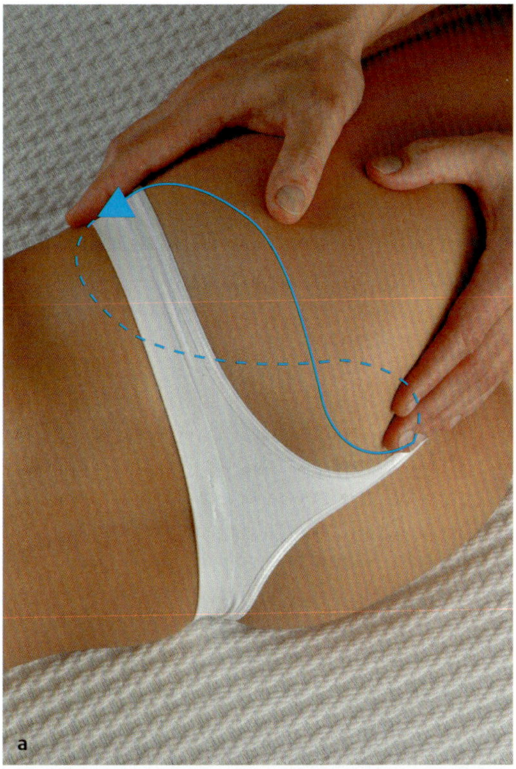

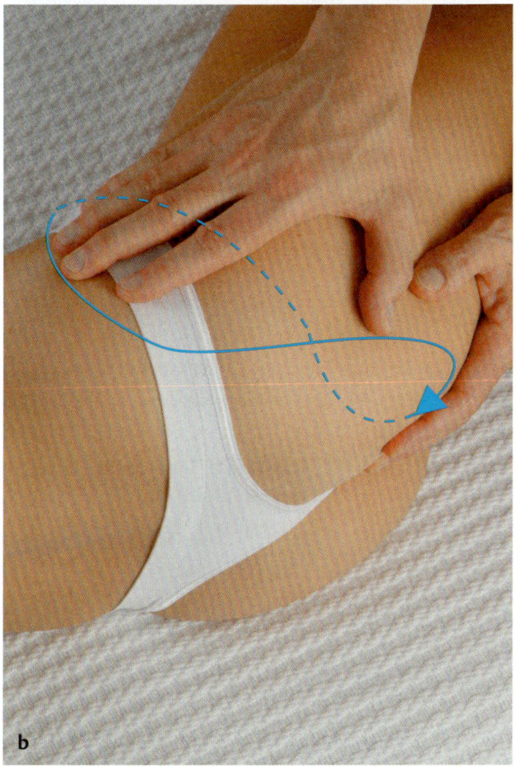

▸ **Abb. 4.2 a + b Beckenachter:** Mobilisierung des Beckens durch Achterschlaufen von vorn-oben-innen (Spielbeinseite) nach hinten-unten-außen (Standbeinseite).

4.2.2 Film 14 Hüftachter

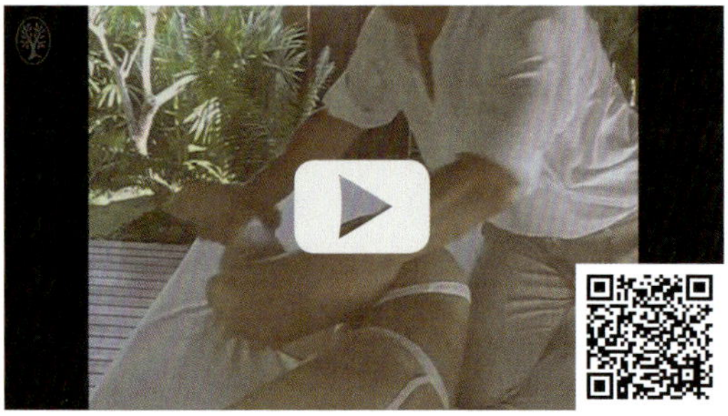

► **Video 4.2**

Definition

Die Hüftgelenke sind Dreh- und Angelpunkte für die Übertragung der Bewegung von den Beinen auf den Rumpf und umgekehrt, wie dies beim Gehen, Laufen oder Tanzen der Fall ist. Da es sich hier um „ligamentär gerichtete Kugelgelenke" handelt, können Bewegungsimpulse, die aus unterschiedlichsten Richtungen kommen, optimal übertragen werden. Voraussetzung hierfür ist ein funktionell frei bewegliches Hüftgelenk, ein funktionierender Kapsel-Band-Apparat und eine Hüftmuskulatur, die im dreidimensionalen Gleichgewicht Kraft entfalten kann. Durch den Hüftachter in Seitlage wird die Mobilisierung, wie sie mit dem *Hüftachter in Rückenlage* Sequenz Nr. 6 begonnen wurde, vertieft.

Wirkung

Das Hüftgelenk wird durch diese dreidimensionale Achterbewegung in seinem gesamten Bewegungsausmaß mobilisiert, die Band- und Muskelstrukturen werden sukzessive und funktionell bewegt, der Tonus wird reguliert. Der Fokus liegt bei dieser Technik auf der Hüftextension. Voraussetzung dafür ist ein aufgerichtetes Becken *(proximale Extension)* und die Fähigkeit des **M. iliopsoas** sich in der Dynamik zu entspannen. Geht dem Hüftgelenk seine **Streckfähigkeit** verloren, beim Gehen benötigen wir 10 bis 20 Grad Extension, treten die bekannten Kompensationen auf: nach vorn gekipptes Becken, kompensatorische LWS-Lordose, innenrotierte Oberschenkel.

Technik

- Variante 1: Eine Hand umfasst von proximal her das gebeugte Knie, die andere das Sprunggelenk. Der Therapeut widerlagert das aufgerichtete Becken des Klienten. Gemäß der 3D-Funktion des M. iliopsoas wird nun flektiert, adduziert und außenrotiert. In einer Schleife bewegt sich das Knie zuerst nach vorn *(Flexion)*, dann weiter nach außen *(Abduktion)*, dann nach hinten *(Extension)*. Das Bein durchläuft dabei die anatomische Neutral-Null-Stellung, weiter in Richtung Extension-Außenrotation, kleine Schleife am Punkt der maximalen Extension, wobei hier von der Außen- in eine Innenrotation gewechselt wird. Durch die Bewegung zurück in die anatomische Nullstellung wird der fortlaufende Achter vervollständigt.
- Variante 2: Empfiehlt sich beispielsweise bei **Arthrose** oder ossärem **Impingement** der Hüftgelenke. Dabei widerlagert der Therapeut von vorn die aufgerichtete Beckenschaufel des Klienten am Darmbeinstachel, die Hände umfassen den Femur oberhalb des Kniegelenks. Unter sanftem Zug und im Rahmen der Möglichkeiten wird nun eine „rudimentäre" Achterbewegung unter sanfter Traktion ausgeführt, indem gleichzeitig die Beckenschaufel nach hinten geschoben wird.

Hinweis

Bei Variante 1 das Becken nicht zur Kompensation nach vorn kippen lassen. Mit kleinen Bewegungen beginnen und langsam steigern. Bei Variante 2 den Griff am Femur flächig ansetzen, nicht in der Kniekehle, da dies als unangenehm empfunden wird.

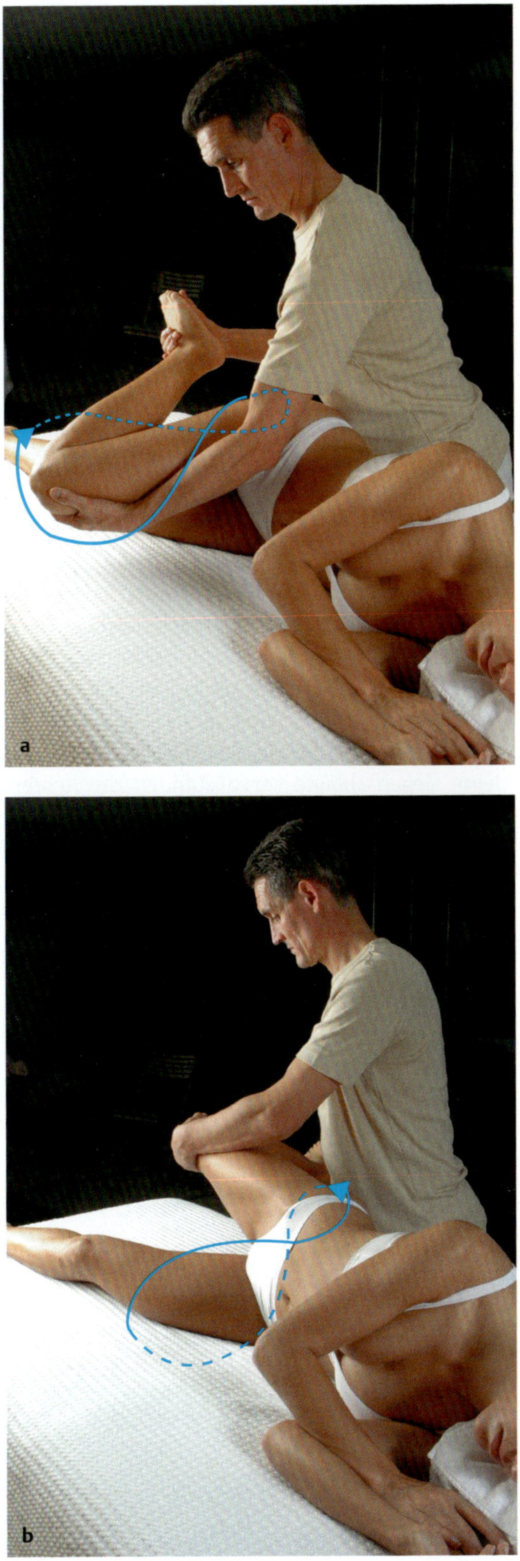

▶ **Abb. 4.3 a + b Hüftachter:** 3D-Mobilisierung des Hüftgelenks mit Fokus Hüftextension, Achterschlaufen Flexion – Abduktion – Außenrotation und Extension – Adduktion – Innenrotation

4.2.3 Film 15 Schulterachter

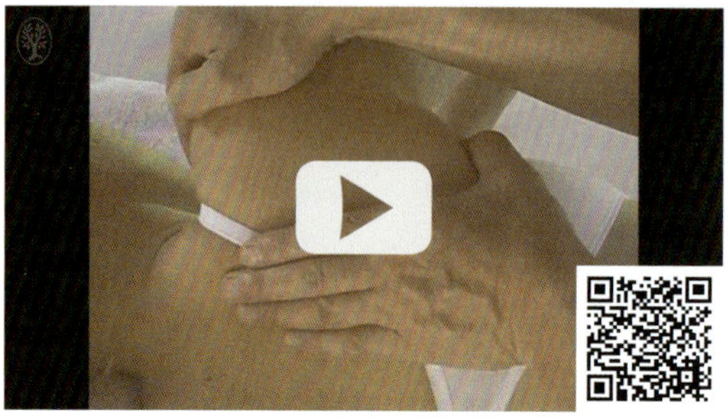

▸ **Video 4.3**

Definition

Für koordinierte Arm- und Schulterbewegungen ist die dreidimensionale Stellung der Schulterblätter von entscheidender Bedeutung. Das **Sternoklavikulargelenk** zwischen Brustbein und **Schlüsselbein** stellt die einzige gelenkige Verbindung zwischen Arm und Rumpf dar. Hinzu kommen zahlreiche Muskeln, die Schulterblatt und Rumpf miteinander verbinden. Durch die evolutionsgeschichtliche Aufrichtung vom Vier- zum Zweibeiner veränderte sich die Lage der Schulterblätter. Beim Vierbeiner befinden sie sich noch seitlich am Körper, bei den Primaten „wanderten" sie nach hinten auf den Rücken – von der sagittalen Ebene in Richtung Frontalebene. Seitlich stehende Gelenkpfannen vergrößern den Handlungsradius der Arme und Hände ganz erheblich. Der Schulterachter trägt dieser Komplexität – unter funktioneller Ausnutzung aller 3D-Rotationen und 3D-Translationen **Freiheitsgrade** – gezielt Rechnung.

Wirkung

Ein zentriertes Schulterblatt ist Voraussetzung für Stabilität, Beweglichkeit und Kraftentwicklung im Schultergelenk. Voraussetzung hierfür ist eine koordiniert arbeitende **Schulterblatt-Rumpf-Muskulatur**. Häufig rutschen die Schulterblätter samt Schultergelenk nach vorn-oben in eine protrahierte Stellung. Der obere Anteil des **M. trapezius**, der **M. levator scapulae** und der **M. pectoralis minor** neigen dabei zu chronischer hypertoner Verkürzung. Durch die **Achterbewegung** wird nacheinander die gesamte Schultergürtel-Muskulatur funktionell bewegt. Verkürzungen werden elastischer, der Tonus wird reguliert, das Schulterblatt gewinnt so an Bewegungsfreiheit.

Technik

Eine Hand hält flächig die Skapula, die Fingerkuppen berühren den medialen Rand, der Daumen den äußeren. Die andere Hand schmiegt sich um den **Rabenschnabelfortsatz** und das **Akromion**. Der Arm des Patienten liegt entspannt auf dem Rumpf und wird vom Therapeuten fixiert. Beschreiben Sie jetzt mit dem Schulterblatt eine Dreh-Gleit-Bewegung nach vorn-oben-innen Richtung Ohr. Kehren Sie mit einer Schleife um und bewegen Sie die Skapula nach hinten-unten-außen, wobei Sie den Nullpunkt der Acht kreuzen. Eine kleine Gegenschlaufe vervollständigt die Achterbewegung. Sie führen zuerst die Bewegung und lassen sie dann vom Empfänger aktiv ausführen.

Hinweis

Um eine reine Verschiebung der Skapula auf dem Brustkorb zu vermeiden, bewusst auf die 3D-Rotation-Komponenten achten: Auf dem Weg zurück nach hinten-unten-außen den lateralen Rand der Schulterblattes lateral „aufklappen" – das subtile Zusammenspiel von **M. serratus anterior** und **M. trapezius** dreht und stabilisiert das Schulterblatt um die Longitudinalachse in Richtung Frontalebene.

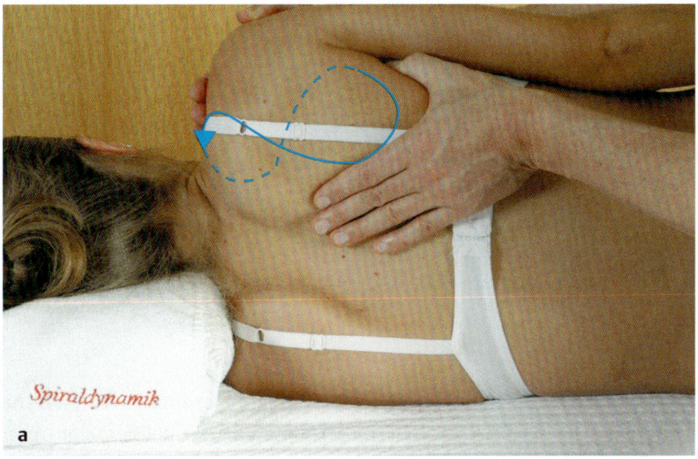

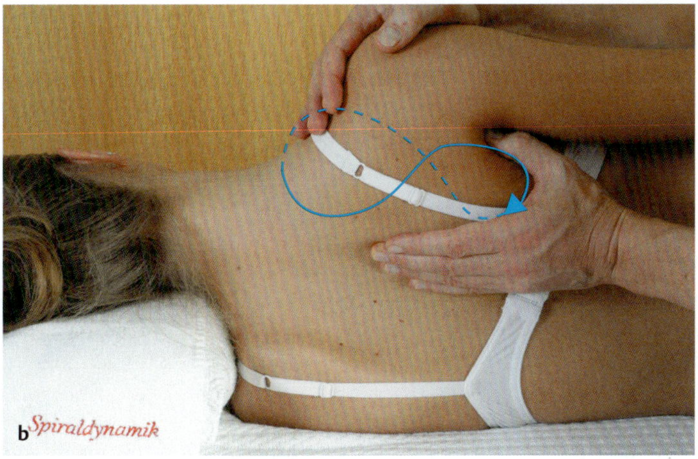

▸ **Abb. 4.4 a + b Schulterachter:** Mobilisierung des Schulterblattes von vorn-oben-innen nach hinten-unten-außen (posterolaterale Deszension) mit Umkehrschlaufen.

4.2.4 Film 16 Rippenachter

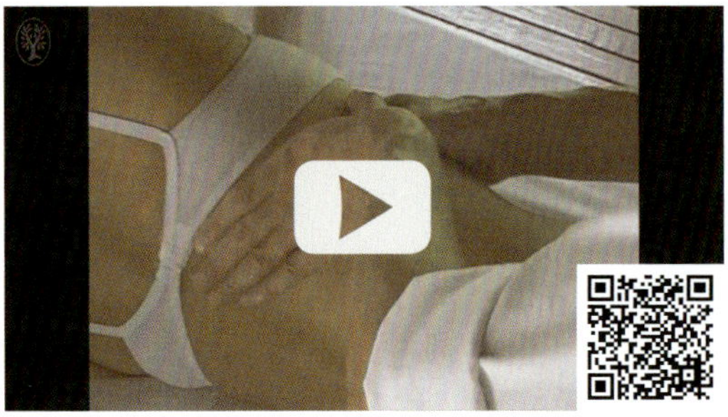

▸ **Video 4.4**

Definition

Flexibilität ist eine Haupteigenschaft des Brustkorbs, knapp hundert Gelenke in diesem Bereich sprechen eine klare Sprache. Ein flexibler Brustkorb ist zwischen aufgerichteten Becken und aufgerichteter Kopfhaltung integriert. Beim Gehen und Laufen verschraubt er sich bei jedem Schritt alternierend links-rechts. Dabei öffnet sich eine Thoraxhälfte, während sich die andere schließt. Die rhythmischen Dreh-Gleit-Bewegungen der Rippen beeinflussen Atmung und Bewegungsökonomie. Durch den Rippenachter ist die gezielte Mobilisierung des gesamten Brustkorbes oder einzelner Rippen möglich.

Wirkung

Mit dieser Grifftechnik werden die Rippen und die mit ihr verbundenen Brustwirbel eingehend mobilisiert, die **Wirbel-Rippengelenke** und die **Brustbein-Rippengelenke** zentriert, die beteiligten Bandstrukturen funktionell sinnvoll bewegt. Die **Mm. intercostales interni** und **externi** werden im Wechsel tonisiert und detonisiert. Die alternierende Verschraubung des Brustkorbes wird für das Gehen und Laufen angebahnt, ebenso die effiziente Kraftübertragung vom Thorax auf den **Schlag- oder Wurfarm**. Rigider **Fassthorax** mit eingeschränkter **Atmung**, und Deformitäten wie **Hohlrundrücken** oder **Flachrücken** können so dreidimensional angegangen werden.

Technik

Becken und Kopf sind aufgerichtet, der Masseur sitzt seitlich und widerlagert das Becken, der oben liegende Arm stützt sich angewinkelt ab. Die Hände umfassen eine Rippe und beginnen die Drehbewegung – dem Verlauf der Rippe folgend – nach *vorn-oben* in Richtung Boden zu führen. Mit einer kleinen kraniokaudalen Umkehrschleife gleiten Sie zurück zum Nullpunkt, von dort nach *hinten-oben*, erneute kleine kraniokaudale Umkehrschleife und zurück zum Nullpunkt. Mit dem nächsten Zyklus bewegen Sie die Rippe und damit den gesamten Brustkorb wieder nach vorn-oben usw. – zuerst assistiv arbeiten, dann aktiv die Bewegung ausführen lassen.

Hinweis

Das Becken bleibt während der Ausführung ortstabil. Die Rippen gleiten „unter dem Schulterblatt hindurch" vor und zurück. Besonders kontrakte Zwischenrippenräume können mit dieser Technik segmental bearbeitet werden.

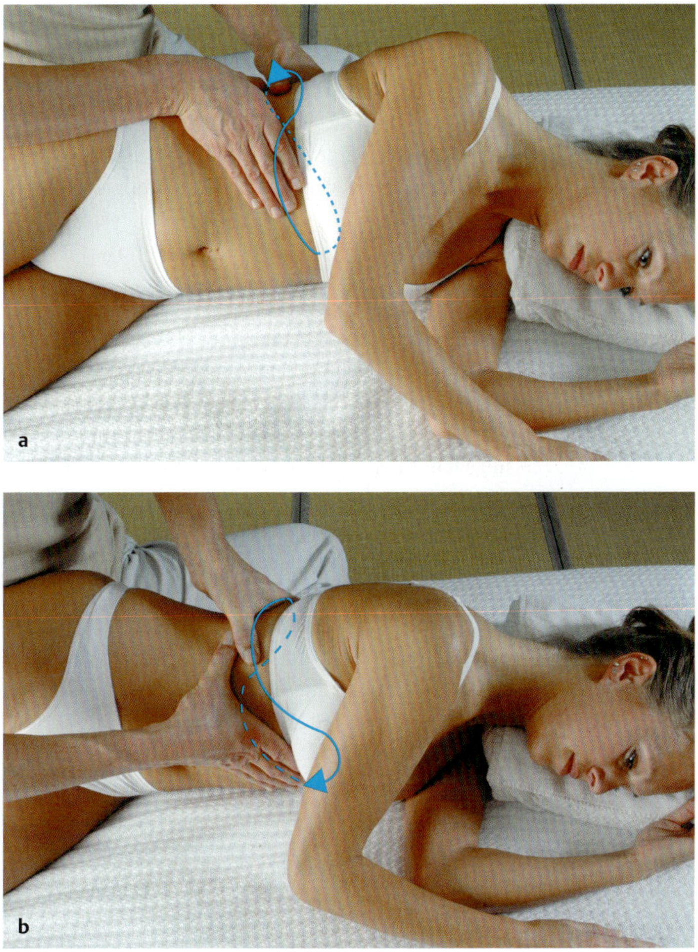

▸ **Abb. 4.5 a + b Rippenachter:** 3D-Schließen, die Rippen gleiten nach hinten-oben (Spielbeinseite); 3D-Öffnen, die Rippen gleiten nach vorn-oben (Standbeinseite).

4.3
Aktivmassage 3D-Öffner

4.3.1 Film 17 Lendenöffner

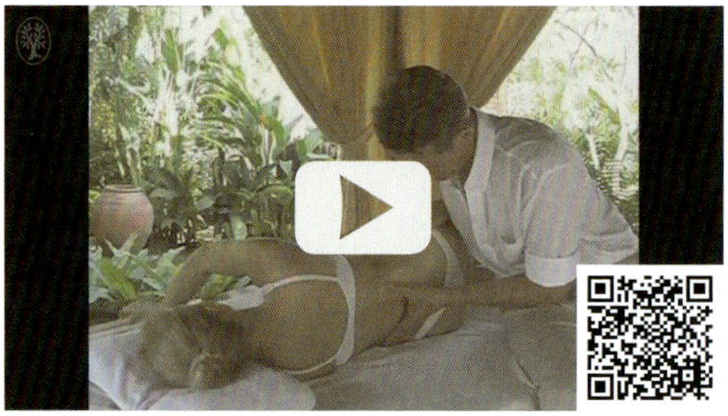

▶ **Video 4.5**

Definition

Die Aktivmassage erfährt durch die Führungswiderstände eine Erweiterung mit Tiefenwirkung. Der Empfänger bestimmt die Behandlungsintensität dabei selbst. Der Lendenöffner versteht sich als aktive Schulung der Standbeinphase von Kreuz und Becken unter Nutzung direktional gezielter Führungswiderstände. Erreichen und Erhalten einer effizienten Beckenaufrichtung in der Dynamik ist Voraussetzung dafür, ob die Wirbelsäule ein Leben lang stabil und beweglich bleibt. Frühkindliche Gewohnheiten wie beispielsweise das habituell nach vorn gekippte Becken führen zwangsläufig zu einseitiger Belastung von Lendenwirbelsäulen und Bandscheiben.

Wirkung

Durch den Führungswiderstand wird die Wirkung des Beckenachters, ▶ **Video 4.1**, verstärkt. Der aktive Impuls für diese Bewegung kommt aus dem Beckenboden, die Lendenstrecker sind „exzentrisch aktiv", das **Lig. iliolumbale** spannt sich, leitet die Dehnspannung über den **lumbosakralen Übergang** zum Segment L 4–5 weiter nach oben. Durch einen paravertebralen und von kaudal nach kranial gleitenden Widerstand können Sie gezielt einzelne Segmente dreidimensional und funktionell mobilisieren.

Technik

Der Therapeut bringt mit einer Hand das Hüftbein nach *vorn-oben-innen* in die Stellung „Spielbeinphase", der Daumen der anderen Hand positioniert sich paravertebral auf Höhe des lumbosakralen Übergangs. Die erste Hand drückt jetzt sanft das Hüftbein nach *vorn-oben-innen*, kann dabei auf der Beckenschaufel Richtung Sitzbein gleiten, um so die Richtung des Führungswiderstands gezielt variieren zu können. Der Empfänger wird aufgefordert, sein Hüftbein gegen den Druck aktiv nach hinten-unten-außen zu bewegen. Während dieser Bewegung gleitet der Daumen der zweiten Hand seitlich entlang der Wirbelsäule vom lumbosakralen Übergang langsam nach oben – als zweiter Führungswiderstand für die aktive Delordosierung der LWS.

Hinweis

Der Widerstand an der Wirbelsäule kann mit Daumen, Fingerknöchelreihe, Handballen oder mit dem Ellbogen variiert werden. Gleitmittel verwenden, um gleiten zu können ohne zu rutschen. Erkundigen Sie sich beim Empfänger regelmäßig nach der optimalen Stärke Ihres Führungswiderstands. Dies erlaubt Ihnen die exakte Gratwanderung entlang der subjektiven Grenze des „Wohlschmerzes".

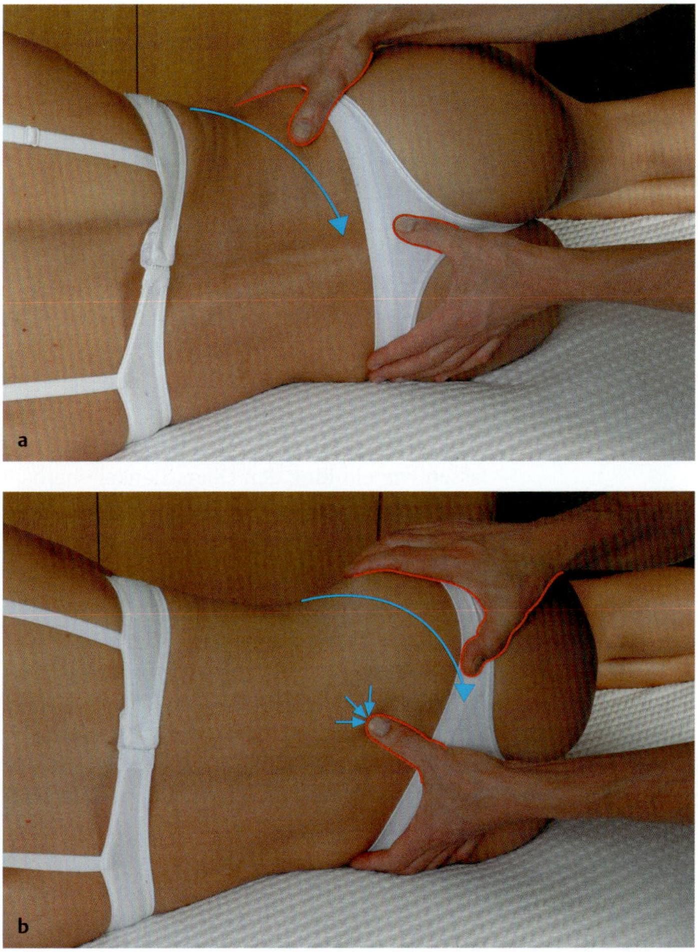

▸ **Abb. 4.6 a + b Lendenöffner:** Funktioneller Beckentiefstand rechts – Standbeinseite – und gleichzeitige aktive Delordosierung lumbal gegen manuellen Führungswiderstand.

4.3.2 Film 18 Leistenöffner

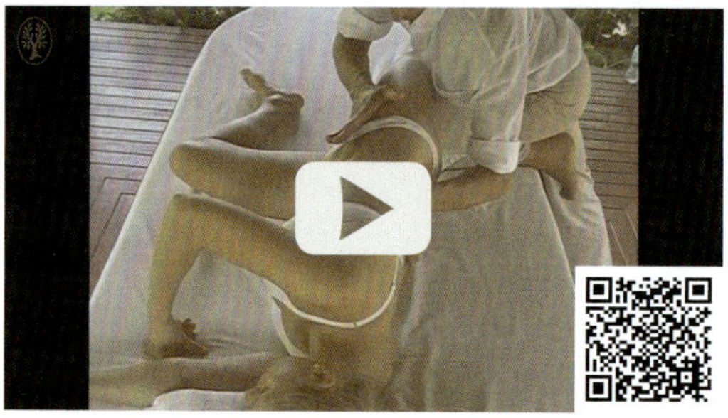

▶ Video 4.6

Definition

3D-Mobilität bei gleichzeitiger gerichteter Stabilität in den Hüftgelenken sind die Voraussetzung für eine effiziente Fortbewegung. Mit dem Leistenöffner wird beides erreicht – Mobilität durch Beuge-Streck-Bewegungen gegen Widerstand, Stabilität durch gleichzeitige 3D-Verschraubung im Hüftgelenk mit Straffung des Kapsel-Band-Systems. Speziell herausgearbeitet wird das **Abstoßen** der späten **Standbeinphase**.

Wirkung

Durch die Drehung des Hüftbeins um seine drei Achsen speziell während der Extensionsbewegungen des Femurs wird das Hüftgelenk funktionell gleichzeitig mobilisiert und stabilisiert. Mit der Beckenaufrichtung (proximale Extension) wird der **M. iliopsoas** aktiv verlängert, was einer Überlastungssymptomatik bei nach vorn gekipptem Becken mit Hohlkreuzhaltung entgegenwirkt. Das dreidimensionale Ver- und Entschrauben des Kapsel-Band-Systems ist aktive Prophylaxe für den Erhalt von Streckvermögen und Geschmeidigkeit im Hüftgelenk. Durch das Anbahnen einer optimalen Kraftübertragung zwischen Rumpf und Bein beim „Gehen in Seitlage und Zeitlupe“, wird ein Absinken des Beckens zur Spielbeinseite hin – **Trendelenburg-Zeichen** – verhindert.

Technik

- Variante 1 proximal: Die oben liegende Beckenschaufel ist nach vorn-oben-innen gedreht, das Bein in Hüft- und Kniegelenk gebeugt und orthograd ausgerichtet. Der Empfänger streckt das Bein. Eine Hand des Masseurs gibt an der Ferse einen axialen Führungswiderstand. Die andere Hand gleitet auf der Beckenschaufel nach hinten Richtung Sitzbeinhöcker, um dort die aktive Bewegung nach *hinten-unten-außen* mittels Führungswiderstand zu initiieren.
- Variante 2 distal: Das oben liegende Bein des Klienten liegt entspannt und fast gestreckt auf dem Knie des Therapeuten auf. Die Hände umfassen wie ein Ring den Oberschenkel oberhalb des Kniegelenks. Der Empfänger wird aufgefordert, das Bein gegen den Widerstand und „durch den Ring hindurch“ zu strecken. Die Hände gleiten sukzessive und mit einem Drehimpuls nach oben, sie drehen den Oberschenkel in eine Innenrotation und veranlassen den Empfänger so, die pelvitrochanteren Außenrotatoren zu aktivieren und den Oberschenkel orthograd zu stabilisieren. Bei Hohlkreuztendenz löst sich die dorsal zugewandte Hand, gleitet zum lumbosakralen Übergang, gibt dort einen Widerstand und initiiert so eine Delordosierung der Lendenwirbelsäule. Streckung wieder auflösen, der Zyklus beginnt von Neuem. Optimale Stärke des Widerstandes abfragen.

Hinweis

Falls therapeutisch sinnvoll kann bei Variante 1 Widerstand in der Lendenwirbelsäule gegeben werden. Bei beiden Varianten am Ende der Streckung den Hüftkopf gegen Widerstand in den Kapsel-Band-Apparat drücken lassen.

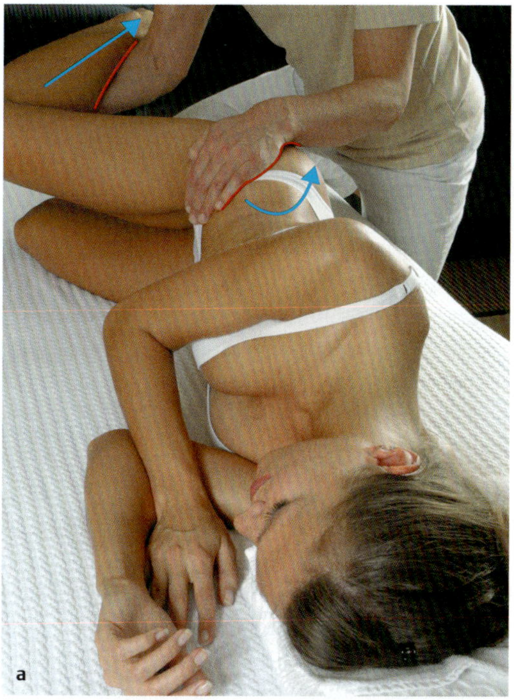

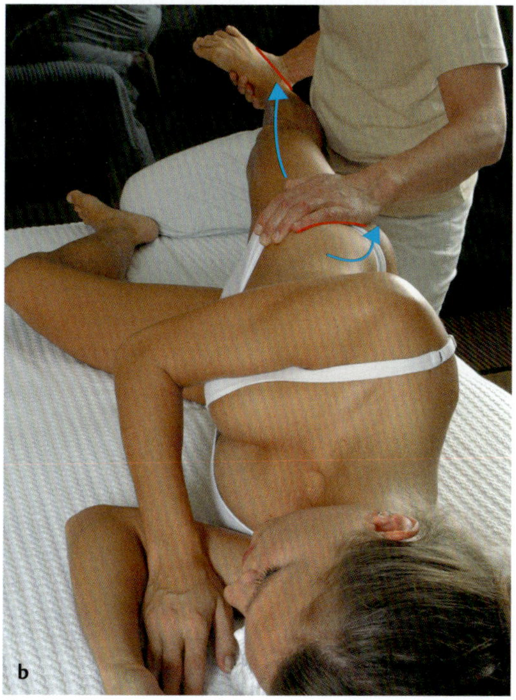

▶ **Abb. 4.7 a + b Leistenöffner Variante 1:** Funktioneller Beckentiefstand rechts – Standbeinseite – und gleichzeitige Extension des rechten Beines gegen manuellen Führungswiderstand.

4.3.3 Film 19 Schulteröffner

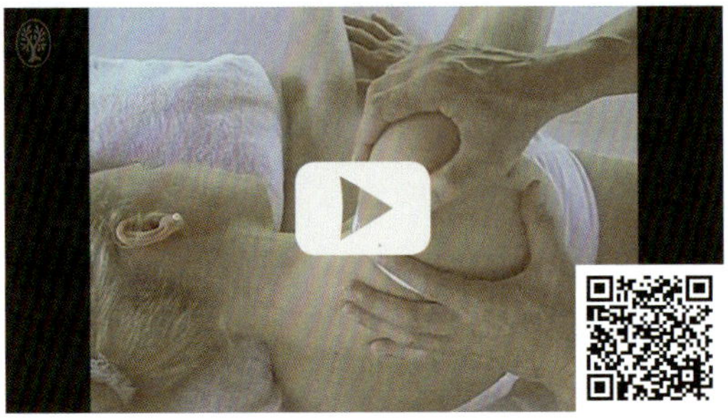

▶ **Video 4.7**

Definition

Die wesentlichen Faktoren für eine koordiniert ablaufende Schultergelenkbewegung sind Stabilisierung des Schulterblattes und Mobilität des Schultergelenks. Letzteres ist durch die Kugelgelenkcharakteristik offensichtlich. Die Herausforderung besteht darin, trotz flexibler Leichtbauweise genügend Stabilität zu erreichen. Die räumlich-flexible pyramidenartige Anordnung von Oberarm, Schulterblatt und Schlüsselbein – mit dem zentrierten Schultergelenk als Pyramidenspitze – bringt das Konstruktionsprinzip auf den Punkt. Bei allen größeren Armbewegungen bewegt sich das Schulterblatt mit, um diese flexible Dreiachsen-Konstruktion aufrechtzuerhalten. Bänder und Muskeln wirken als verbindende Elemente.

Wirkung

Mit dem Schulteröffner werden die gekoppelten Bewegungen von Skapula und Schultergelenk bewusst nachvollzogen, das Gelenk wird zyklisch zentriert und wieder dezentriert. Die funktionelle Beweglichkeit des Schultergelenks ist bei einer protrahierten Schulterhaltung erheblich eingeschränkt, die retrokapsulären Strukturen sind teilweise massiv verkürzt. Durch die zyklische Zentrierung des Humeruskopfs nach *hinten-unten-außen* erfahren die hinteren Kapsel- und Manschettenstrukturen – **M. infraspinatus, M. teres minor** – eine progressive Dehnung. Die funktionelle Zentrierung der Schultergelenks, durch die Unterstützung des Therapeuten, ermöglicht es dem **M. supraspinatus**, ein Hochrutschen des Humeruskopfs bei Armabduktion wirkungsvoll zu verhindern – die funktionell beste Prävention gegen das muskuloligamentäre **Impingement** der Schulter. Erst zentrieren, dann bewegen lautet die Kurzformel für den Gebrauch des Schultergelenks.

Technik

Die obere Hand des Klienten ist vor dem Brustbein auf der Liegefläche aufgestützt. Auf knickfreien Nacken achten. Eine Hand des Therapeuten bringt das Schulterblatt nach *vorn-oben-innen* Richtung Ohr, die andere dreht den Oberarm nach außen. Die Skapula wird nun vom Empfangenden aktiv und gegen den manuellen Führungswiderstand nach *hinten-unten-außen* bewegt. Dabei gleitet der Humeruskopf, durch die Unterstützung des Therapeuten, im Gelenk nach hinten-unten und rotiert nach innen. Die Wölbung des Kopfes wird retrokapsulär sicht- und spürbar. Optional erfährt dieser Bereich mit dem Daumen eine angenehme Lockerungsmassage.

Hinweis

Ein weit geöffneter Winkel zwischen **Spina scapulae** und **Schlüsselbein** dient als Referenz für die richtige Ausführung, d. h. die Skapula gleitet über den Brustkorb nach hinten und nicht umgekehrt.

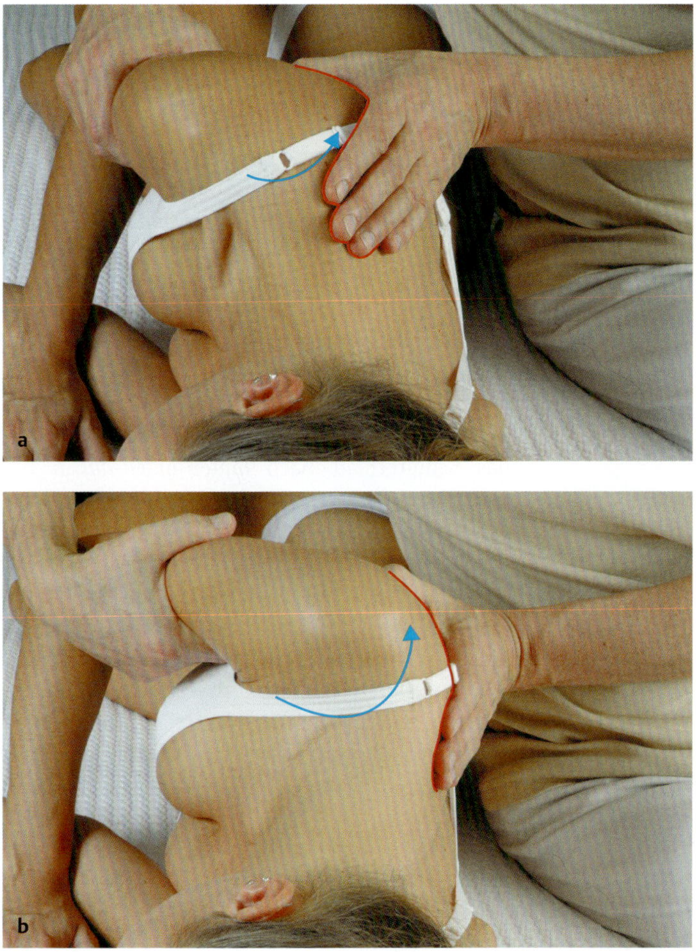

► **Abb. 4.8 a + b Schulteröffner:** Funktionelle Stabilisierung des Schulterblattes nach hinten-unten-außen gegen manuellen Führungswiderstand.

4.3.4 Film 20 Nackenöffner

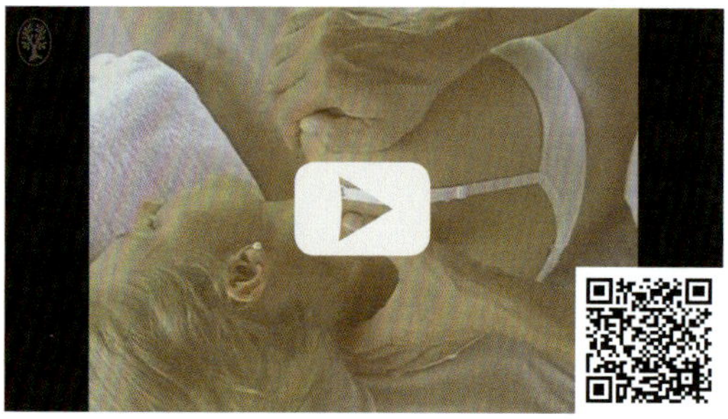

▸ **Video 4.8**

Definition

Den Nacken zu öffnen, heißt sich aufzurichten. Häufig ist die Kopfhaltung nicht mehr in die Einheit Stamm integriert. Der Kopf wird vielmehr aufgesetzt, vorgestreckt oder in den Nacken gezogen. Dies hat Auswirkungen auf die globale Ausrichtung der Wirbelsäule, auf die Stellung der Schulterblätter und auf die gesamte und oft schmerzhaft verspannte Schulter-Nacken-Muskulatur. Orthogrades Aufrichten des Kopfes, axiale Ausrichtung des Nackens und gleichzeitige Platzierung der Schulterblätter führt zu einer optimalen Haltung des Kopf-Nacken-Schulter-Bereichs. Kombiniert mit Führungswiderstand und Massagegriffen gewinnt der Gesamtausdruck mehr Präsenz und Harmonie.

Wirkung

Die **Kopfgelenke** und die Halswirbelsäule erfahren durch die Aufrichtung eine funktionelle Delordosierung. Durch die gleichzeitige, posterolaterale Positionierung des Schulterblattes entsteht eine optimale Vorspannung der Schulter-Nacken-Muskeln – ideale Voraussetzung für Tonusregulierung und Massagetechniken – für die oft hypertonen **M. levator scapulae, M. trapezius pars descendens** und die kurzen Nackenmuskeln eine unvergessliche Wohltat. **Spannungskopfschmerz** kann so meist wirkungsvoll aufgelöst werden.

Technik

Ausgangsposition mit leichtem Überstrecken der Halswirbelsäule und Hochziehen des Schulterblatts Richtung Ohr. Nun richtet der Empfänger aktiv und gleichmäßig den Kopf auf, während er das Schulterblatt nach *hinten-unten-außen* bewegt. Der Masseur gibt der Schulter einen Führungswiderstand. Mit der anderen Hand gleitet er mit Druck entlang des Muskelverlaufs von den Ansätzen der Schultergürtelmuskulatur nach oben Richtung Kopf. Situativ kann im Schulterbereich die Daumenkuppe oder der Handballen verwendet werden. Durch sanftes Zurückschwingen in die Ausgangsstellung und rhythmisches Wiederholen entsteht ein Bewegungsfluss mit Tiefenwirkung.

Hinweis

Halswirbelsäule und Nacken sind komplex und hoch sensibel. Den Führungswiderstand hier besonders vorsichtig dosieren und nur mit den Fingerkuppen ausführen. Nicht bis an die subjektive Grenze gehen, manche Menschen überschätzen sich. Besonders bei zervikalen Bandscheibenproblemen kann es so zu Verschlechterungen kommen. Das Kinn bei der Aufrichtung nicht zum Brustbein pressen, der Kinn-Hals-Winkel von ungefähren 90 Grad bleibt stets erhalten.

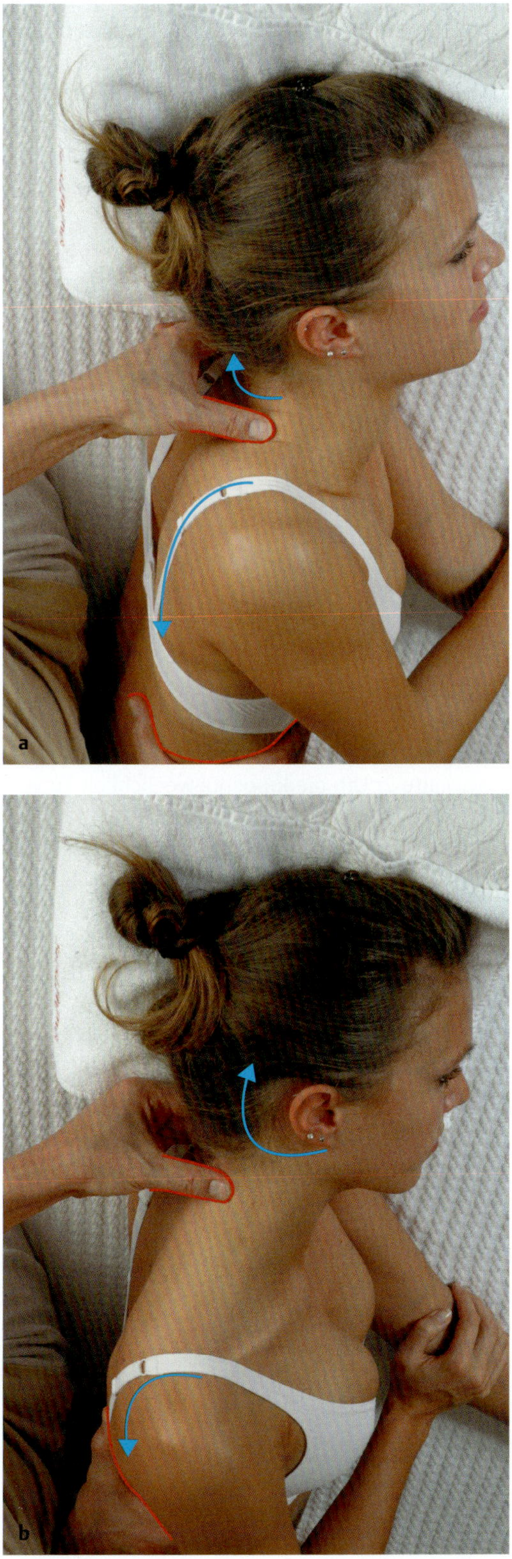

▸ **Abb. 4.9 a + b Nackenöffner:** Funktionelle Stabilisierung des rechten Schulterblattes nach hinten-unten-außen bei gleichzeitiger Delordosierung der Halswirbelsäule gegen manuellen Führungswiderstand.

4.4 Aktivmassage 3D-Atmung

4.4.1 Film 21 Doppelachter

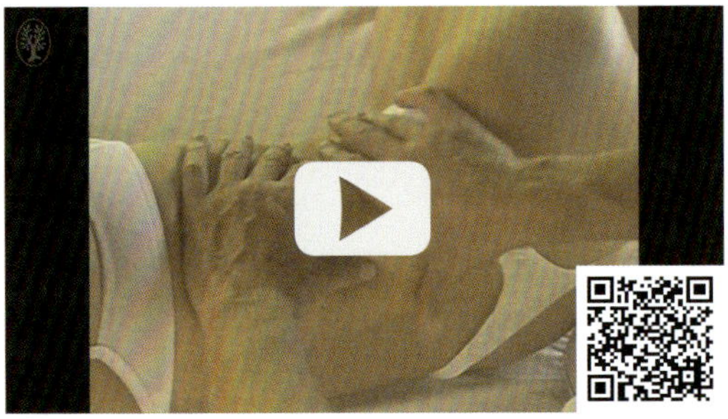

▸ **Video 4.9**

Atem ist Leben. Den Begriff **Vitalkapazität** – ein Maß für das Atemzugsvolumen der Lunge – können Sie ruhig wörtlich nehmen. Hohe Kapazität bedeutet, viel Leben und Energie spendender Sauerstoff gelangt in den gesamten Organismus. Dafür ist ein aufgerichteter Oberkörper mit beweglichem Brustkorb notwendige Voraussetzung. Mit dem Doppelachter leisten Sie sozusagen gezielte Vorarbeit für das aktive Verschrauben des Rumpfes – Becken gegen Brustkorb – und der daraus resultierenden 3D-Atmung.

Wirkung

Die obenliegende Beckenschaufel und die unteren Rippen werden funktionell gegeneinander bewegt. Die kostovertebralen und kostosternalen Gelenke werden funktionell mobilisiert, die alternierende Verschraubung des Stammes wird gebahnt. In der Taille gelangen Sie tief in die Weichteilstrukturen, erzielen so eine Verbesserung des Muskeltonus interkostal und in der Lende. Sie lösen Verklebungen in den Faszien und beeinflussen die Zwerchfellatmung positiv. Ein relevantes Detail: Hier finden sich in engster anatomischer Nachbarschaft die **Fascia thoracolumbalis**, die tiefen Rückenstrecker, die lumbalen Ausläufer des **Zwerchfells**, der Ursprung des **M. iliopsoas**, der **M. quadratus lumborum**, die Zwischenrippen- und die transversale Bauchmuskulatur. Diese Grifftechnik ist eine Wohltat bei verspannter Lendenmuskulatur, Hohlkreuz und Hohlrundrücken.

Technik

- Variante 1: Der Masseur platziert eine Hand auf dem Beckenkamm, die andere am unteren Rippenbogen. Es folgt die alternierende Verschraubung – bestehend aus *Beckenachter* Nr. 13 und *Rippenachter* Nr. 16. Im Wechselrhythmus ausgeführt entsteht ein diagonales Öffnen und Schließen der Taille. In der Tiefe der Weichteilstrukturen nähern sich die beiden massierenden Hände einander sukzessive.
- Variante 2: Um die Rippenbeweglichkeit zu verbessern arbeiten Sie mit genau der gleichen Grifftechnik am Brustkorb. Hier wird Rippe gegen Rippe bewegt.

Hinweis

Der Doppelachter ist der einzige Griff in der Aktivmassage, der ohne Beihilfe des Empfängers ausgeführt wird. Der Therapeut arbeitet rhythmisch und sanft in die Tiefe.

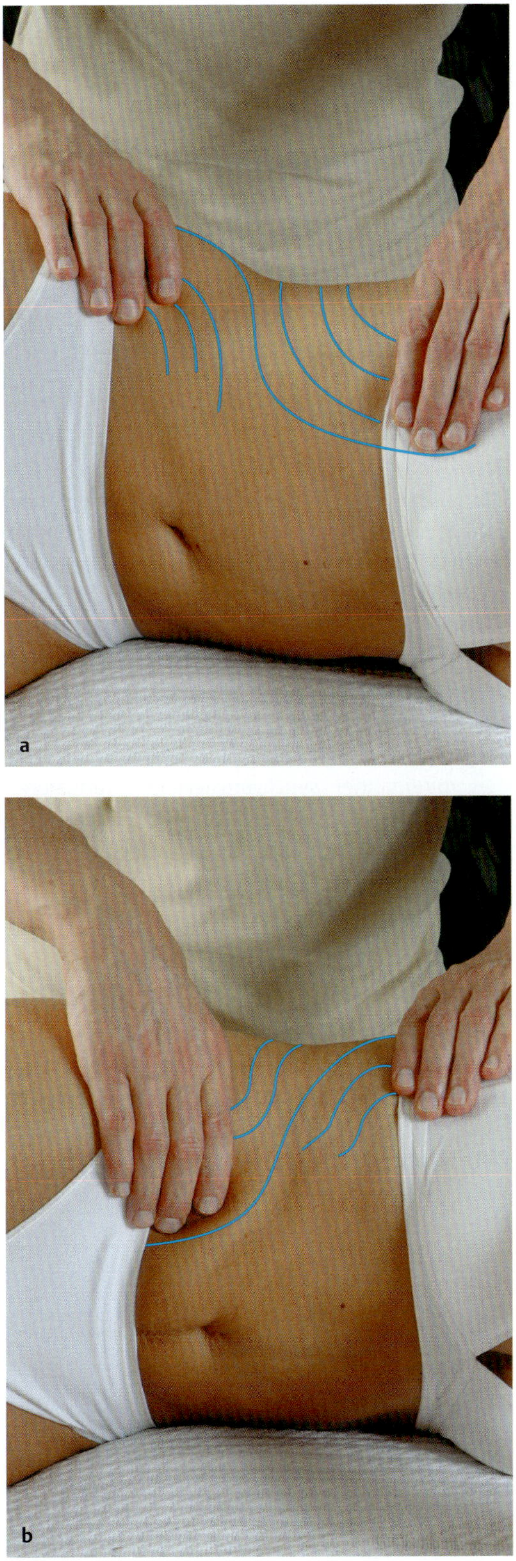

▶ **Abb. 4.10 a + b Doppelachter:** Gegenläufige 3D-Mobilisierung von Beckenschaufel und unteren Rippen.

4.4.2 Film 22 3D-Öffnen

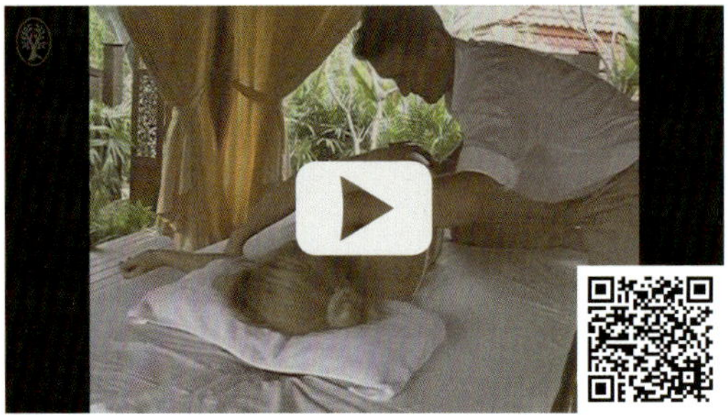

▶ **Video 4.10**

Definition

Beim Gehen und Laufen kommt es zur alternierenden Thoraxverschraubung, zu einem beständigen Wechsel von Öffnen und Schließen jeweils einer Brustkorbhälfte, während sich die andere dazu entgegengesetzt verhält. Dies bedeutet: unabhängig von der Laufphase ist immer eine Thoraxhälfte „offen", bereit für die Inspiration. Beim Galopp eines Pferdes beispielsweise sind Atmung und Bewegung fix gekoppelt. Aus evolutionsgeschichtlicher Perspektive hat genau diese Entkopplung von Bewegung und Atemrhythmus dem Menschen den stufenlos regulierbaren Dauerlauf ermöglicht und ihn so trotz Langsamkeit zum erfolgreichen Jäger gemacht.

Wirkung

Durch das 3D-Öffnen vergrößert sich der Innenraum der obenliegenden Thoraxhälfte. Das volle Ausschöpfen des individuellen Atemvolumens ist abhängig von Kraft und Mobilität des Zwerchfelles und von der Flexibilität des Brustkorbs. Ein starrer Brustkorb kann sich nicht mehr in komplexe Rumpfbewegungen einbinden, wie dies beim **Hohlrundrücken**, beim **thorakalen Überhang** oder beim **Flachrücken** der Fall ist. Das 3D-Öffnen verbessert die Dreh-Dehn-Beweglichkeit des Rumpfes und fördert die Verschiebbarkeit der Rippen gegeneinander, Zwerchfell und Zwischenrippenmuskeln werden tonisiert. Die **Rippengelenke** werden funktionell bewegt, die gesamte Wirbelsäule wird in ihrer axialen Ausrichtung gefordert und gefördert, die Lunge erfährt eine verbesserte Entfaltung und Belüftung.

Technik

Betont wird bei dieser Technik das maximale Öffnen einer Brustkorbhälfte gegen einen diagonalen Führungswiderstand von kranial und von kaudal. Eine Hand des Masseurs befindet sich auf der Beckenschaufel, die andere vorn-oben im Bereich der obersten Rippen. Sie bitten den Empfänger, gegen diese beiden Widerstände gleichzeitig das Becken nach *hinten-unten-außen* und die oberen Rippen nach *vorn-oben-innen* zu bewegen. Aktive Schraubbewegung und bewusste Einatmung werden miteinander synchronisiert. Sie reduzieren nun den Führungswiderstand beider Handflächen zu einem Kontakt und führen den Klienten so zurück ins Schließen. Die Ausatmung erfolgt passiv.

Hinweis

Mangelnde diagonale Beweglichkeit des Brustkorbs wird regelmäßig kompensiert – unten durch ein Hohlkreuz und oben durch einen Rundrücken. Tipp: Durch dosierten Widerstand am Brustbein kann die Extension der Brustwirbelsäule intensiviert werden.

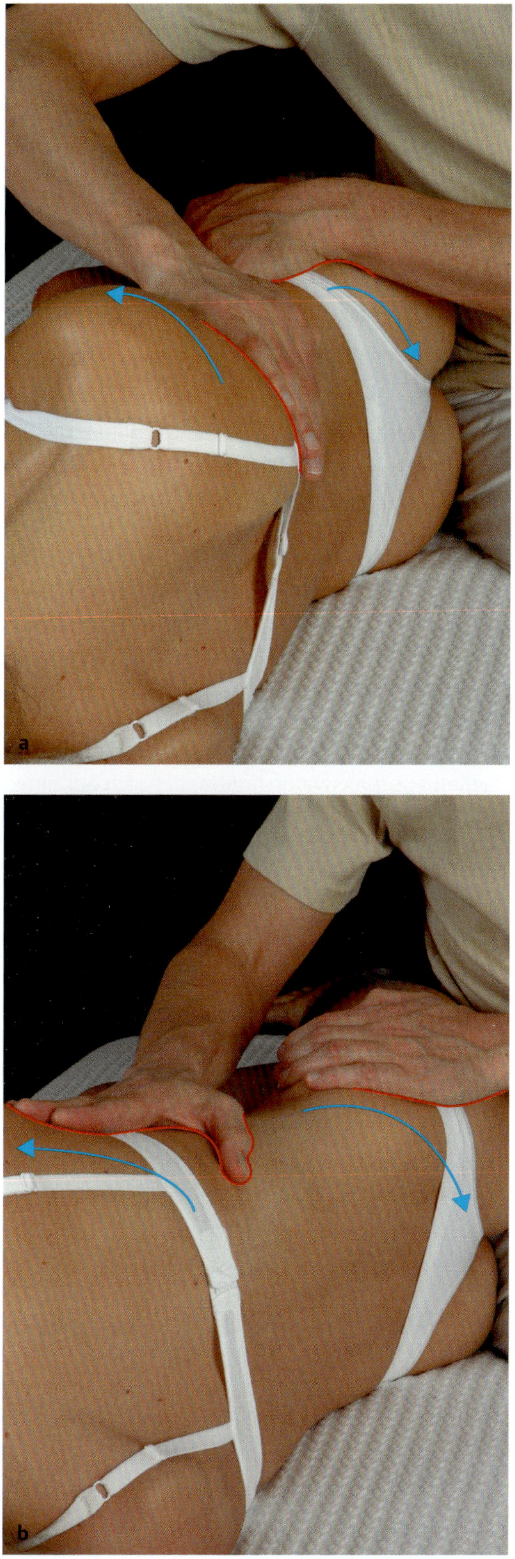

▶ **Abb. 4.11 a + b 3D-Öffnen:** Verbesserung der Dreh-Dehn-Beweglichkeit mit Fokus auf Öffnen der Thoraxhälfte gegen manuellen Führungswiderstand.

4.4.3 Film 23 3D-Schließen

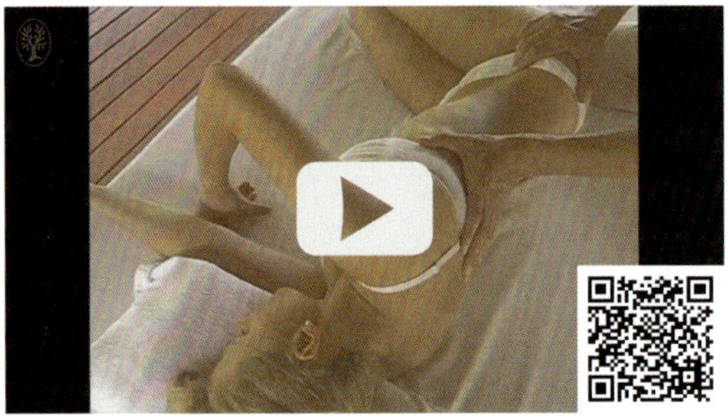

▸ Video 4.11

Definition

Nur ein leeres Gefäß kann neu gefüllt werden. In der östlichen Atemlehre liegt der Fokus klar auf der Ausatmung. Bei der vertieften **Exspiration** wird zusätzliche Luft abgegeben. Entscheidend für die maximale Verkleinerung des thorakalen Innenraumes sind Rippenstellung und Zwerchfellstand. Voraussetzung ist ein Brustkorb, der sich flexibel und dreidimensional öffnen und schließen kann. Konkret geht es um bestimmte Gleitbewegungen der Rippen nach hinten-oben und um die Entspannung des Zwerchfells. Der Schwerpunkt liegt bei dieser Grifftechnik auf dem aktiven und dreidimensionalen Schließen gegen Widerstand.

Wirkung

Das aktive Schließen mobilisiert das Becken, die Wirbelsäule und den Brustkorb. Die Rippen gleiten durch die Verschraubung nach hinten-oben, die **Mm. intercostales interni** und externi arbeiten aktiv in die Verkürzung, wobei die **Mm. intercostales externi** durch die Gleitkomponente relativ gedehnt werden, im Sinne der interkostalen Vordehnung für die nachfolgende Inspiration. Die Zwerchfellschenkel erhalten durch die intensive Torsion zwischen Ursprung und Ansatz eine Art Twist-Massage, was Verkürzungen und Verspannungen entgegenwirkt. Das endexspiratorische Lungenvolumen wird so nach unten verbessert.

Technik

Der Therapeut sitzt seitlich vom Klienten, dessen oberer Arm vor dem Brustbein liegt, Handfläche auf der Unterlage. Eine Hand des Therapeuten hakt sich sanft vorn am Beckenkamm ein, die andere geht hinten-oben auf Tuchfühlung mit den Rippen zwischen Wirbelsäule und Schulterblatt. Der Empfänger führt nun aktiv und gegen Widerstand das 3D-Schließen aus: Die Beckenschaufel bewegt nach *vorn-oben*, die Rippen nach *hinten-oben*–dabei bewusst ausatmen. Das Wieder-Öffnen erfolgt wie von alleine und in beiden Richtungen des manuellen Führungswiderstandes, der sich auf einen Kontakt reduziert. Der Klient lässt die Luft passiv einströmen.

Hinweis

Das Schließen soll keine Kyphosierung des Oberkörpers sein. Die Rippen gleiten unter dem Schulterblatt bei gestreckter Wirbelsäule durch.

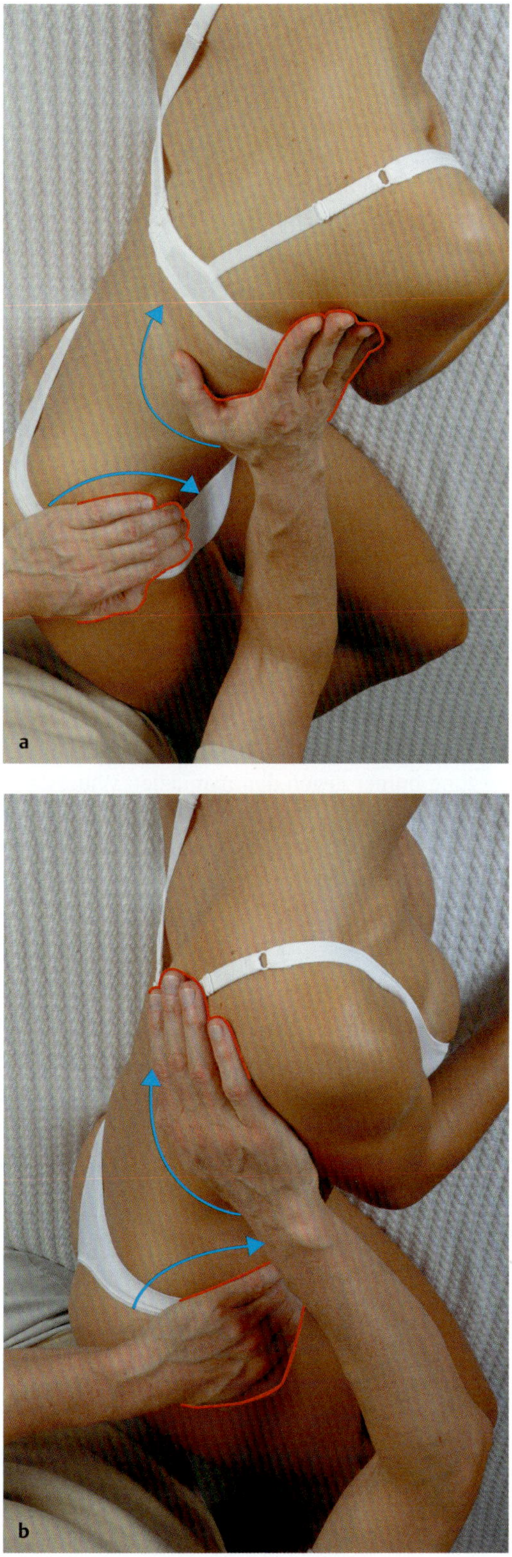

▶ **Abb. 4.12 a + b 3D-Schließen:** Verbesserung der Dreh-Dehn-Beweglichkeit mit Fokus auf das Schließen gegen manuellen Führungswiderstand.

4.4.4 Film 24 3D-Atmung

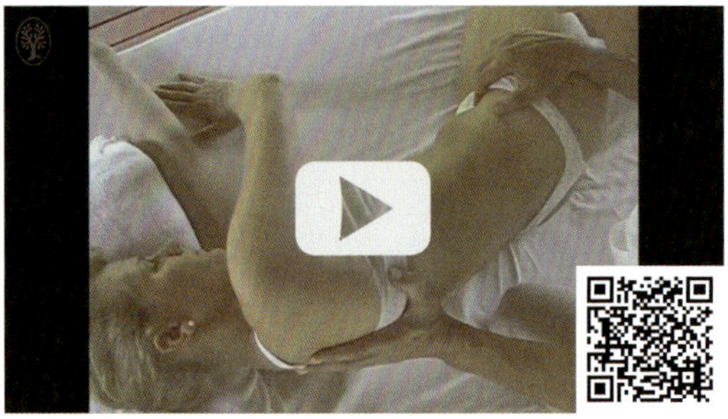

▸ **Video 4.12**

Definition

Die Lunge ist elastisch aber selbst nicht aktiv bewegungs- und atmungsfähig. Sie folgt bei der Ein- und Ausatmung der Erweiterung und Verengung des Brustkorbes. Die 3D-Atmung kombiniert das 3D-Öffnen und 3D-Schließen des Brustkorbes. Zum normalen **Atemzugvolumen** in Ruhe, es beträgt etwa zwölfmal 500 ml pro Minute, addieren sich jetzt das **inspiratorische** und **exspiratorische Reservevolumen**. Die **Vitalkapazität** wird so im funktionellen Kontext der Links-rechts-Verschraubung gefordert und gefördert. Die Synthese von Atem und Bewegung ist eine zentrale Schnittstelle des Lebens selbst, Grundlage für Effizienz, Ästhetik und Wohlbefinden.

Wirkung

Körperliche Veränderungen bei Wirbelsäulenfehlhaltungen mit **rigidem Brustkorb** erfolgen bevorzugt durch konsequentes Umsetzen von 3D-Öffnen und 3D-Schließen. Mit der 3D-Atmung verbessert sich die konstruktive Mobilität des gesamten Rumpfes, die Verschraubung verteilt sich homogen auf möglichst viele Segmente. Die neue Beweglichkeit des Brustkorbes sorgt für Entlastung von Lenden- und Halswirbelsäule. Insgesamt reguliert sich der Tonus der beteiligten diagonalen Muskelschlaufen. Die Lunge kann sich optimal entfalten, das Zwerchfell wird mobilisiert, die Vitalkapazität nimmt häufig zu.

Technik

Kombinieren Sie das *3D-Öffnen* und das *3D-Schließen* jetzt zur dreidimensionalen Vollatmung. Aus einem aktiven Schließen halten Sie den Brustkorb dreidimensional geschlossen und fordern den Empfänger auf, gegen den diagonalen Widerstand einzuatmen und aktiv zu öffnen. Im Moment der maximalen Inspiration wechseln die Hände von der exspiratorischen Diagonale in die inspiratorische Diagonale. Für den Empfänger heißt es jetzt aktiv ausatmen und aktiv schließen. Wieder Diagonale wechseln, aktiv einatmen und öffnen. Die Bewegungsdiagonalen wechseln rhythmisch, kombiniert mit Ein- und Ausatmung. Atmung und Bewegung immer gegen den manuellen Widerstand der Hände aktiv werden lassen. Die Details des raum-zeitlichen Bewegungsablaufes sind in den Filmen zum *3D-Öffnen* und zum *3D-Schließen* beschrieben.

Hinweis

Atmung und Bewegung bewusst wahrnehmen, langsam beginnen, dann rhythmisch steigern. Kompensierungsmechanismen wie Überstreckung lumbal oder Rundrücken thorakal vermeiden.

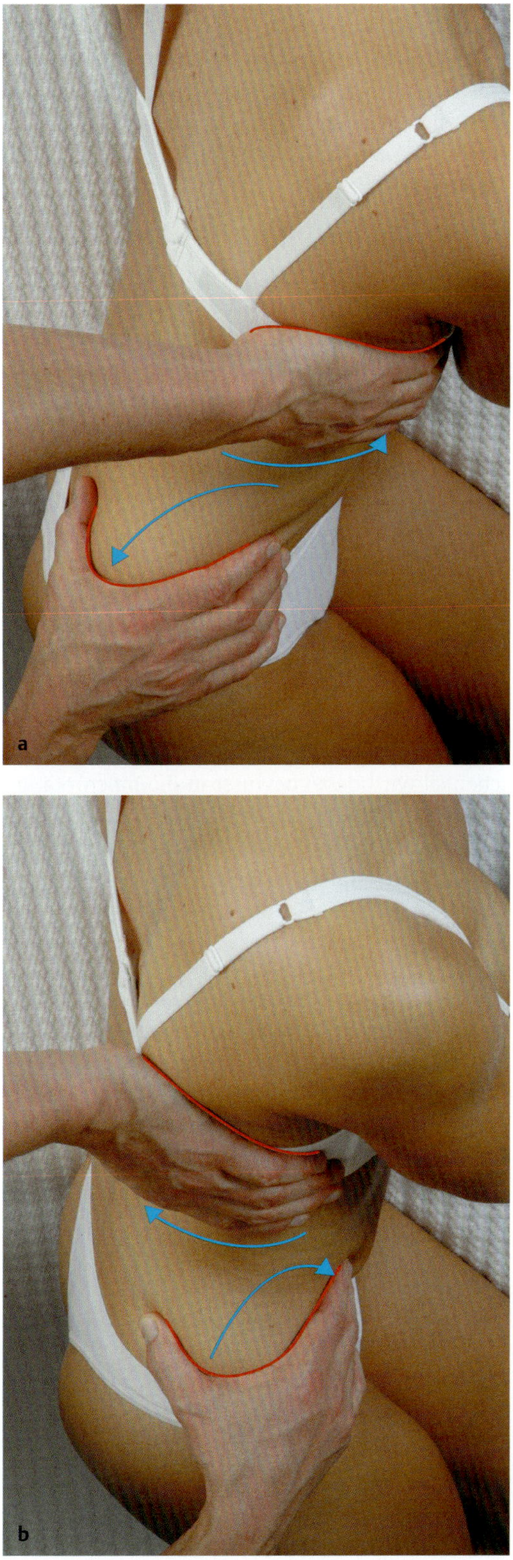

▸ **Abb. 4.13 a + b 3D-Atmung:** Aktives Öffnen und Schließen der Thoraxhälfte gegen wechselnden manuellen Führungswiderstand (Nr. 22 und 23 kombiniert).

4.5 Aktivmassage Verlängerung

4.5.1 Film 25 Bein-Elongation

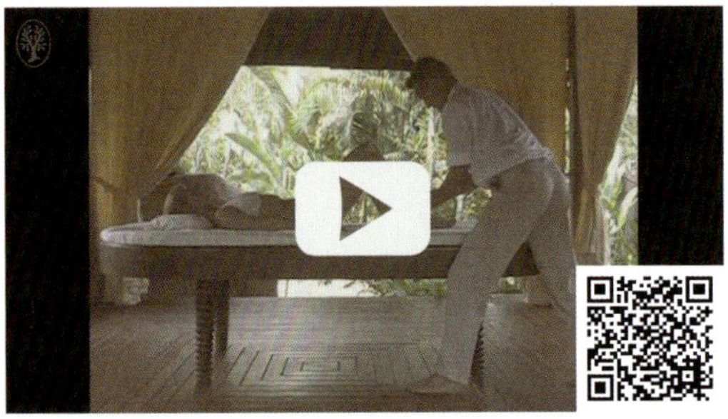

▸ **Video 4.13**

Mit der Rückkehr des Empfängers in die Rückenlage beginnt der letzte Teil der Aktivmassage. Noch einmal wird die bearbeitete Körperhälfte, dieses Mal mit gleitendem Druck über arbeitende Muskeln hinweg, aufgefordert, sich gegen Widerstand aktiv zu verlängern. Sie beginnen mit der Bein-Elongation: Der Klient streckt hierbei gegen Ihren Gleitwiderstand das Bein aus. Das Standbein wird dadurch in seiner ganzen Länge wahrgenommen.

Wirkung

Gleitender Druck über arbeitende Muskulatur führt zu einer **Tonusregulierung**: Hypertone Muskeln werden detonisiert, hypotone Muskeln tonisiert. Diese Technik gilt als effiziente Technik, um einen Spannungsausgleich zu erzeugen. Da der Gleitwiderstand den Oberschenkel bewusst in die dysfunktionelle Innenrotation führt, ist der Klient aufgefordert, seine pelvitrochanteren Außenrotatoren zu aktivieren, um seine Beinachse orthograd auszurichten. Die **Beinverschraubung** wird so angebahnt, einer **Valgustendenz im Knie** wird entgegengewirkt, Hüftbeuger und Adduktoren werden exzentrisch beansprucht. Das Bein „verlängert“ sich sozusagen auf der Innenseite, der **M. vastus medialis** wird tonisiert und erhält seine Geschmeidigkeit zurück.

Technik

Der Klient liegt auf dem Rücken, beide Beine sind aufgestellt, das zu massierende mit Gleitmittel eingecremt. Der Masseur steht seitlich, greift mit einer Hand die Ferse, die andere liegt auf dem Knie auf. Der Empfänger wird jetzt aufgefordert, gegen den Widerstand an der Ferse das Bein auf der Unterlage auszustrecken. Die andere Hand stabilisiert dabei die orthograde Ausrichtung der Beinachse. Nach einigen rhythmischen Wiederholungen umschließen Ihre Hände – gleich einem elastischen Ring – den Unterschenkel. Das Bein wird mit der Ferse voran aktiv gestreckt. Erfolgt die Elongation synchron mit der Inspiration, vertieft sich deren Wirkung. Die Hände als Gleitwiderstand wandern sukzessive nach oben Richtung Becken. Der Oberschenkel wird dabei bewusst in die Innenrotation gedreht, der Klient aufgefordert, das Bein wieder gerade auszurichten. Lösen, zurückkehren, neu beginnen, Widerstand erhöhen.

Hinweis

Bereits hier darauf achten, dass die Endstreckung im Hüftgelenk nicht durch eine **Hyperlordosierung** der Lendenwirbelsäule kompensiert wird. Setzen Sie bewusst Ihren Körperschwerpunkt als Widerstand ein. Der oft kontrakte **Tractus iliotibialis** kann während des Hochgleitens mit den Knöcheln der äußeren Hand massiert werden.

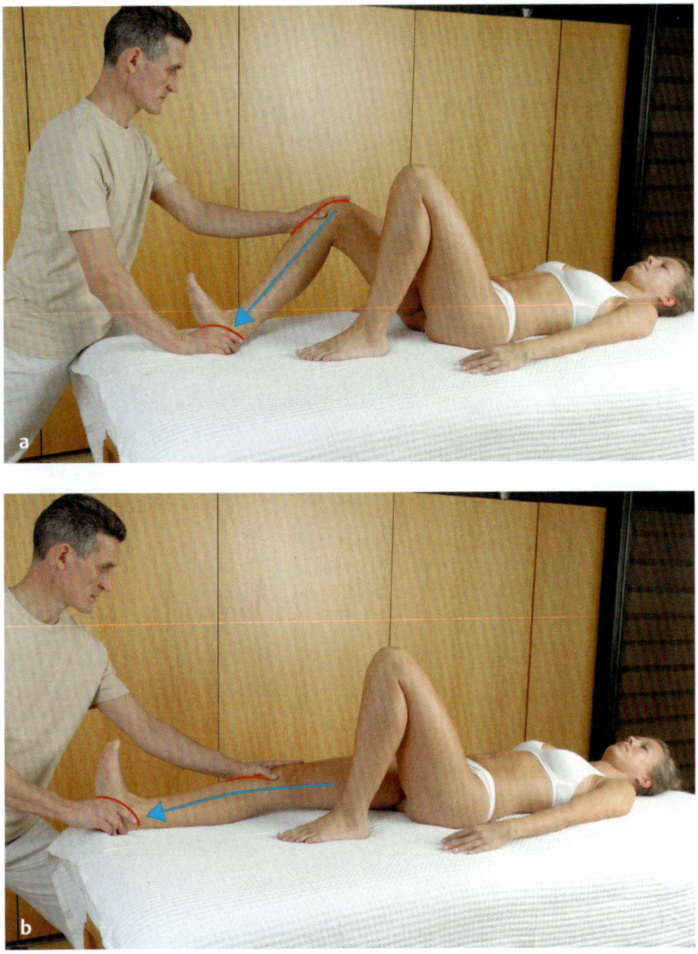

► **Abb. 4.14 a + b Bein-Elongation:** Aktive Verlängerung des Beines gegen manuellen Führungs- und Gleitwiderstand.

4.5.2 Film 26 WS-Elongation

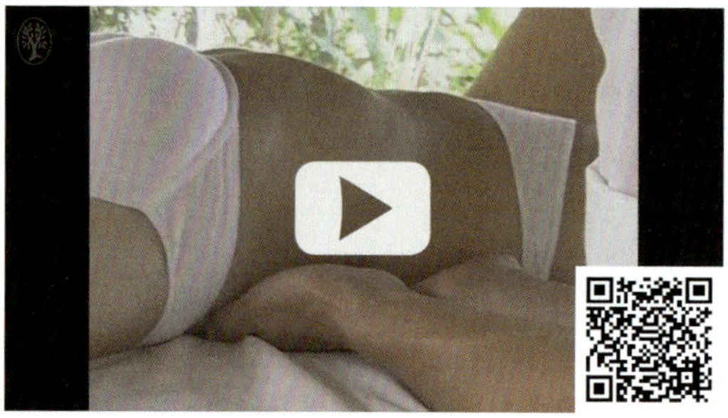

▸ Video 4.14

Definition

Mit der Wirbelsäulen-Elongation setzen Sie die Gesamtverlängerung der bearbeiteten Körperhälfte fort. Gleich einem Klavierspieler positionieren Sie Ihre Fingerkuppen auf den Querfortsätzen und fordern zu einer aktiven Selbstverlängerung der **Wirbelsäule** auf. Jeder einzelne Wirbelkörper wird dabei – von kaudal nach kranial – aktiv gegen den Druck der Finger und auf die Unterlage gedrückt. Speziell die Aufrichtung des Beckens wird hier trainiert, da es das Fundament bildet, auf dem sich eine gerade Wirbelsäule aufbauen kann.

Wirkung

Durch die Öffnung des lumbosakralen Überganges – der Beckenboden ist aktiv – kommt es zur Aufrichtung des Beckens. Die exzentrische Aktivität der Rückenstrecker wird gefördert, durch gezielte Widerstandsführung eine Flexibilisierung einzelner Segmente erreicht, die untere Bauchmuskulatur, speziell der **M. transversus abdominis**, erfährt so eine Tonisierung. Dies schafft die Basis für eine ausgewogene stabil-mobile Stato-Dynamik der gesamten Wirbelsäule. Lumbale und interskapuläre **Muskelverspannungen** lassen sich so exzellent lösen.

Technik

Der Grundrhythmus „aktives Strecken" und „entspanntes Anziehen" des Beines wie in Film 25 wird 1:1 beibehalten. Der Therapeut wechselt die Position, er steht jetzt frontal zum Thorax und schiebt die Finger beider Hände unter das Kreuz, bis die Fingerkuppen die Querfortsätze erreichen. Der Bereich vom lumbosakralen Übergang bis zur unteren Brustwirbelsäule wird durch die zehn Finger abgedeckt. Durch Druck der Fingerkuppen wird der Empfänger aufgefordert, Wirbel für Wirbel und von unten her beginnend, mit kräftigem Nachdruck auf die Unterlage zu pressen. Das Becken wird dabei um die transversale Achse gedreht und das Bein gleichzeitig gestreckt. Den Druck wieder lösen und das Bein anziehen lassen, dann neu starten. Die Fingerkuppen wandern langsam hoch, so kann die gesamte Wirbelsäule bis zum Nacken – einschließlich der **Kopfgelenke** – bearbeitet werden.

Hinweis

Hohlkreuz als Kompensierung verminderter Streckfähigkeit der Hüftgelenke vermeiden. Die Aufrichtung des Beckens wird durch Fersendruck des aufgestellten Beines gegen die Unterlage erleichtert. Durch das Ablegen der gesamten Thoraxhälfte in die Handinnenflächen entsteht zusätzlich ein Gefühl von Tiefe und Breite, die Koppelung von Elongation – Inspiration verstärkt dies noch.

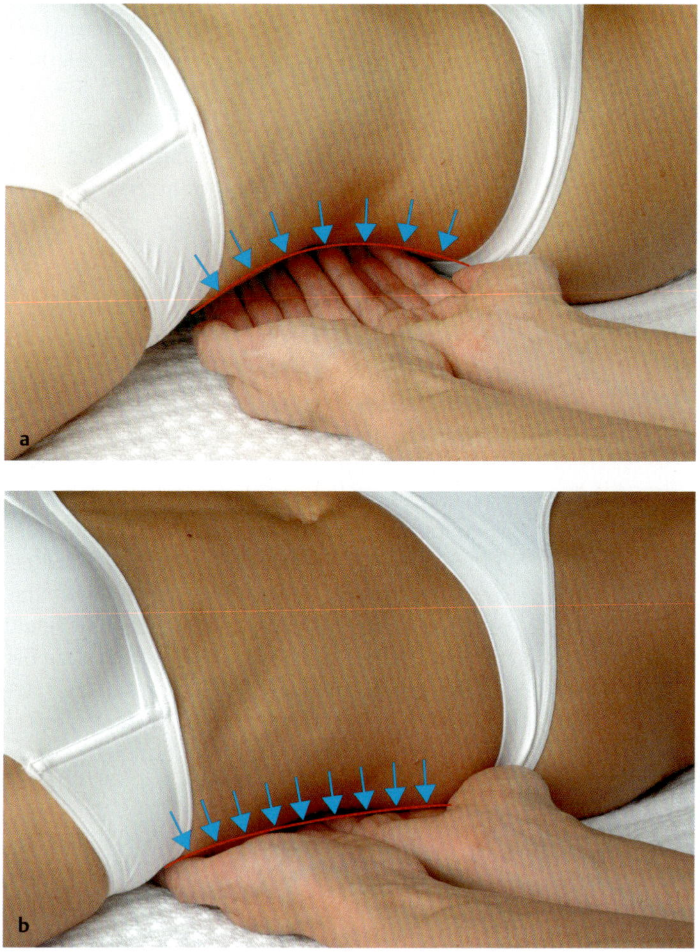

► **Abb. 4.15 a + b WS-Elongation:** Aktive Delordosierung lumbal gegen die Unterlage; Fingerkuppen paravertebral, Druckaufbau von kaudal nach kranial.

4.5.3 Film 27 Schulter-Elargation

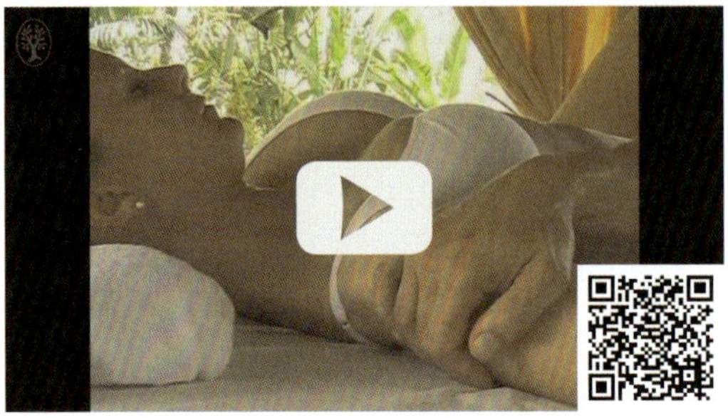

▸ **Video 4.15**

Definition

Während weiter aktiv das Bein und die Wirbelsäule verlängert werden, arbeiten Sie mit der **Schulter**-Elargation nun in die Breite, an der Positionierung des Schulterblattes nach hinten-unten-außen am Brustkorb. Sie erreichen dadurch ein angenehmes Öffnen der Vorderseite. Vor- und hochgezogene Schultern erhalten die Chance, vermeintliche Schutzhaltungen aufzugeben. Diese Offenheit äußert sich in einem gut positionierten Schultergürtel und entspannten Schultermuskeln.

Wirkung

Diese aktive Mobilisierung positioniert das Schulterblatt und zentriert das Schultergelenk. Bei einer protrahierten Schulter wird die verspannte ventrale Muskulatur detonisiert – zum Beispiel **M. pectoralis minor**; die überdehnte dorsale Muskulatur wird retonisiert – beispielsweise **M. trapezius** interskapulärer Anteil. Das funktionelle Gleichgewicht zwischen **M. serratus anterior** und dem unteren Anteil des M. trapezius zur Stabilisierung der Skapula in der Frontalebene wird wiederhergestellt. Das Weiten der Schulterblätter hat neben dem gesundheitlichen auch einen ästhetischen Aspekt: Haltung und Ausdruck verbessern sich, werden von der Umwelt positiver wahrgenommen.

Technik

Nachdem der Bereich eingecremt wurde, schiebt der Therapeut das Schulterblatt bewusst nach vorn-oben in eine protrahierte Stellung. Gegen diesen Widerstand gilt es jetzt die Skapula dosiert und bewusst nach hinten-unten-außen zu bewegen, in die Breite und gegen die Unterlage zu drücken. Gleichzeitig werden Rücken und Bein wie gewohnt rhythmisch verlängert *Film 25 Bein Elongation* und *Film 26 WS-Elongation*. Die Schulterverbreiterung erfolgt synchron mit der Einatmung, beim Ausatmen lässt der Führungswiderstand nach. Der Masseur kann die andere Hand dazu benutzen, um entlang des Verlaufes des oberen Anteils des M. trapezius oder des M. pectoralis minor funktionelle Massagegriffe auszuführen.

Hinweis

Aufgrund der Komplexität der Technik, die Koppelung Inspiration – Elargation/Elongation nur einsetzen, wenn der Bewegungsfluss dadurch nicht unterbrochen wird. Bei Hohlrundrückenhaltung ist es oft erforderlich, zwischendurch eine Hand unter der Lendenwirbelsäule zu belassen, um einer Überstreckung der Lendenwirbelsäule entgegenzuwirken.

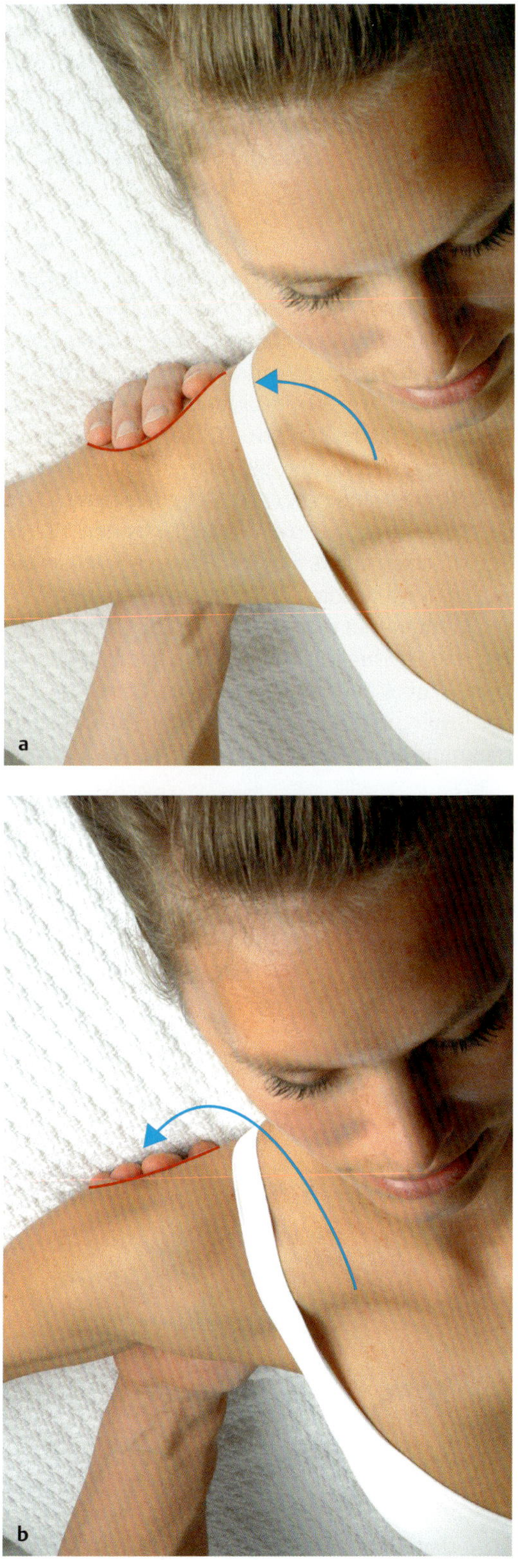

▸ **Abb. 4.16 a + b Schulter-Elargation:** Aktive Positionierung des Schulterblattes in die Unterlage und in die Breite gegen manuellen Führungswiderstand.

4.5.4 Film 28 Arm-Elongation

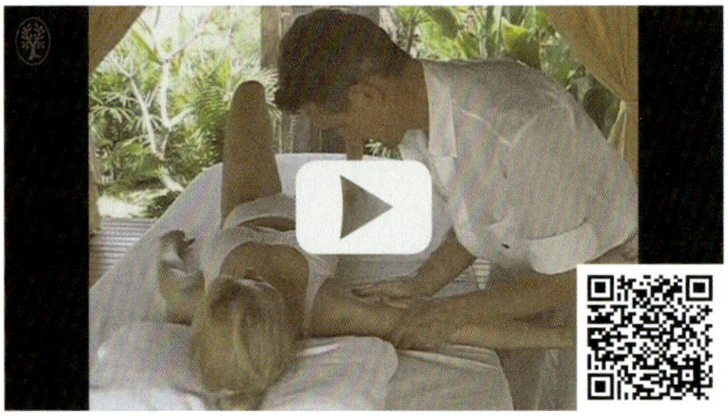

▸ **Video 4.16**

Definition

Den Abschluss der Verlängerungen bildet die Arm-Elongation, deren Auswirkung bis zur Schädelbasis reicht. Jetzt ist der Arm gefordert, sich – analog dem Bein – gegen den gleitenden Druck-Widerstand der Therapeutenhände zu verlängern. Die sogenannte **Stützkraft** des gesamten Rumpfes ist hier gefordert. Schulterblatt und Oberarm werden dabei so platziert, dass eine optimale Kraftübertragung stattfinden kann.

Wirkung

Mit dieser Grifftechnik erreichen Sie eine Zentrierung des Schultergelenkes, eine optimale Kraftübertragung beim Stützen, Stoßen oder Schieben. Die beteiligte Muskulatur erfährt eine Tonusregulierung, verkürzte Nervenstrukturen, speziell der **N. medianus**, werden sanft mobilisiert. Durch die gelegentliche Widerlagerung am Becken des Therapeuten wird zusätzlich die axiale Stabilität des Rumpfes aktiv geübt. Die Verlängerung des Griffes bis zur Schädelbasis setzt einen zusätzlichen Impuls für die Aufrichtung des Kopfes und der damit verbundenen **Autoelongation** der Wirbelsäule.

Technik

Das Schulterblatt liegt entspannt auf der Unterlage auf. Die Hand des Klienten ist am Oberschenkel oder vorderen Beckenkamm des Therapeuten platziert, Mittelfinger in Verlängerung Mitte Unterarm, der Arm in 90-Grad-Abduktionsstellung. Gegen den Widerstand des Therapeuten wird der Arm ausgestreckt, die Skapula gleichzeitig nach *hinten-unten-außen* bewegt. Der eingecremte Arm gleitet dabei durch die ihn umfassenden Hände des Masseurs durch, die sich Richtung Schulter bewegen. Nach maximaler Streckung Spannung wieder lösen und in die Ausgangsstellung zurückkehren und rhythmisch wiederholen. Elongation von Bein, Wirbelsäule und Arm erfolgt synchron mit der Inspiration, Führungswiderstand und Körperspannung beim Ausatmen jeweils lösen.

Hinweis

Eine Erweiterung des Griffes ergibt sich, wenn die kraniale Hand weiter über den Verlauf des oberen Trapezmuskels gleitet und am Scheitel einen Impuls für die axiale Verlängerung der Wirbelsäule setzt.

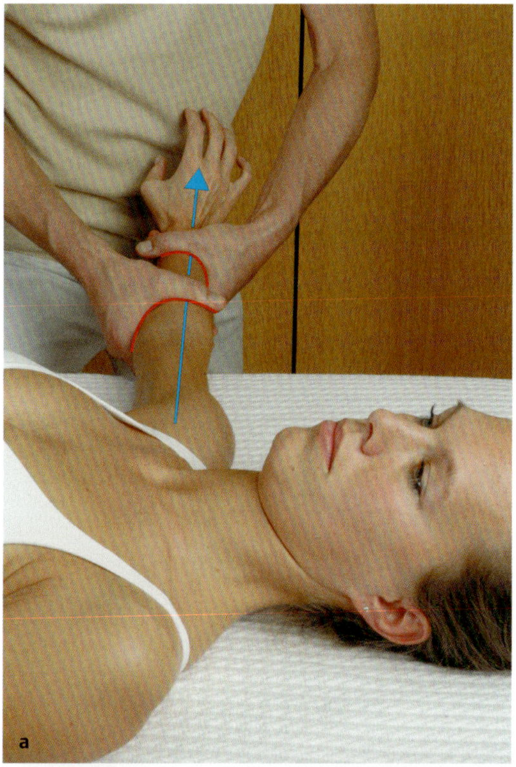

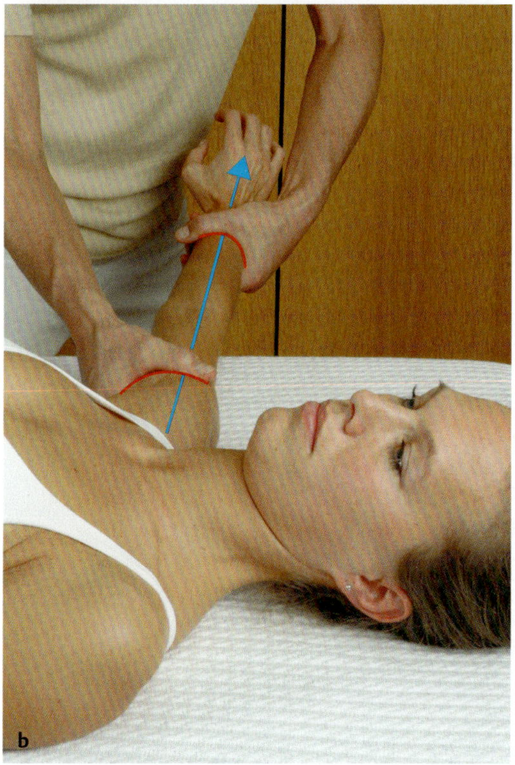

▸ **Abb. 4.17 a + b Arm-Elongation:** Aktive Verlängerung des Armes gegen manuellen Führungs- und Gleitwiderstand.

5 Integration

5.1 Das Ziel ist die Einheit

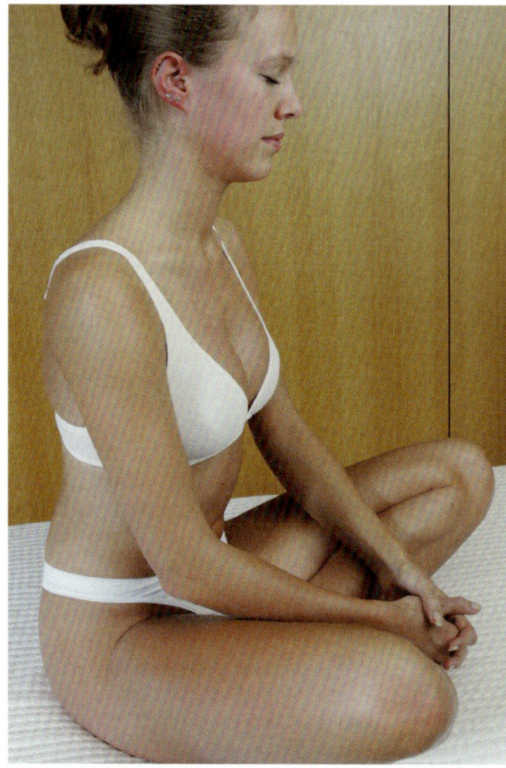

▶ **Abb. 5.1 Integration:** Das Ziel ist die Einheit

Es gibt Situationen im Leben, die zum Innezuhalten einladen, Momente in denen man sich bewusst wird, was gerade geschieht oder soeben geschehen ist.

Diese Situationen treten selten auf, wenn alles im Lot ist. Es sind die „Stolpersteine des Lebens", wie Krankheit, Trennung vom Partner oder der Verlust der Arbeit, die uns dazu veranlassen. Derartige Wachstumskrisen kündigen sich an: Vorzeichen die übersehen werden, Warnzeichen die im Alltagsgeschehen untergehen. Das menschliche Bewusstsein fokussiert auf der Außenwelt, regelt Erfordernisse im Alltag, verarbeitet dabei alte Prägungsmuster, Gewohnheiten, Erfahrungen und Vorstellungen, die wir seit Geburt gesammelt haben.

Auf neue Herausforderungen können Sie nur bedingt reagieren, weil die gesamte Bandbreite der inneren Möglichkeiten durch den Außen-Fokus nicht zur Verfügung steht. Ein Gefühl der Hilflosigkeit oder der Erstarrung macht sich breit, scheint uns vom Fluss des Lebens zu trennen.

Wenn Sie nun innehalten und mit einer inneren Achtsamkeit auf Ihr Leben schauen, völlig wertfrei, haben Sie die Möglichkeit, Scheuklappen abzulegen, Ihr Bewusstsein zu erweitern, Ihren Fokus neu zu definieren

In der 3D-Massage arbeiten wir an dieser Stelle mit einer einfachen und effektiven Integrationsübung. Das innere Spannungsfeld wird auf eine einfache Polarität reduziert und bewusst gemacht. Diese Polarität wird als Ausdruck der eigenen Persönlichkeit wertfrei betrachtet – Voraussetzung für die anschießende somatopsychische Integration. Mobilisierungs- und Massagetechniken am Becken und Kopf vertiefen die Integrationserfahrung.

5.2
Dissoziation und Integration

5.2.1 Vor Beginn der Massage

Wer die Integrationsübung nach Absprache durchführen möchte, führt diese klärenden Fragen nach der Einstimmung, aber vor Beginn der Körperarbeit durch.

Achtsamkeit nach innen lenken. Wie fühlt sich die rechte und die linke Körperhälfte an? Lassen Sie sich kurz diesen Zustand beschreiben. Oft wird hier schon eine Dissoziation ausgesprochen. Eine Seite ist verspannter, enger, dunkler, lebloser, während sich die andere lockerer, wärmer, heller, farbiger und lebendiger anfühlt.

Fragen Sie als Nächstes, mit welcher Körperhälfte begonnen werden soll. Diese wird, wie in Akt 1 und 2 dargestellt, bearbeitet.

5.2.2 Dissoziation

Nach Abschluss von Akt 1 und 2: Der Empfänger liegt in Rückenlage, die Hände sind seitlich abgelegt, die Handinnenflächen weisen nach oben. Sie fragen nach, wie die behandelte Seite jetzt wahrgenommen wird. Meist werden intuitiv positive Aussagen über körperliche Empfindungen geäußert wie beispielsweise leichter, größer, weiter, besser durchblutet, wärmer, entspannter. Wenn möglich und erwünscht, können die somatischen Wahrnehmungen mit psychoemotionellen oder psychomentalen Assoziationen verknüpft werden Die wärmere und entspanntere Seite fühlt sich dann beispielsweise freier an und verfügt über mehr Selbstvertrauen.

Durch den direkten Vergleich mit der anderen, nicht behandelten Körperhälfte treten die Unterschiede meist sehr deutlich zutage. Dieser Zustand der bewussten somatopsychischen Dissoziation macht die Polarität des Innenlebens in Abhängigkeit vom körperlichen Wohlbefinden unmittelbar erlebbar.

5.2.3 Integration

Mit folgenden Worten wird nun die Integration eingeleitet: „Beide Seiten sind Ausdruck ihrer Selbst. Jetzt geht es darum, diese beiden Seiten wertfrei zu erkennen und miteinander zu integrieren“.

5.2.4 1. Schritt

„Visualisieren Sie die Empfindungen, Gefühle und Gedanken der rechten und linken Körperhälfte symbolisch jeweils in die linke und rechte Handinnenfläche. Reduzieren Sie diese beiden Pole Ihrer Persönlichkeit mithilfe Ihrer Intuition auf ihre Essenz. Betrachten Sie beide Aspekte wertfrei bis sie sich gleichwertig anfühlen. Geben Sie mir durch Kopfnicken Bescheid.“

5.2.5 2. Schritt

„Mithilfe der Intuition lassen Sie diese gleichwertigen Energien links und rechts nun ineinander fließen und miteinander verschmelzen. Als Ausdruck der Integration werden sich Ihre Hände langsam zueinander hinbewegen und die Finger ineinander verschränken, bis die Energiefelder vollständig verschmolzen und etwas Neues entstanden ist. Lassen Sie sich Zeit, dank Mithilfe Ihrer Intuition wird die Integration mit Leichtigkeit und vollständig erfolgen. Die Intuition schafft spielend, was der Verstand nicht schafft“.

5.2.6 Wichtig

Nach erfolgter Integration soll der Nehmer ein paar Minuten mit verschränkten Fingern die Veränderung vom dissoziertem zum integrierten Bewusstseinszustand wahrnehmen. Während des ganzen Integrationsprozesses keinen Körperkontakt aufnehmen. Der Therapeut kann den Prozess aktiv unterstützen, indem er die Übung selbst ausführt oder den Nehmer empathisch unterstützt.

5.2.7 Nach erfolgter Integration

Nun wird mit der anderen Körperhälfte gearbeitet – Akt 1 und Akt 2. Auf Wunsch wird die Integrationsübung dann nochmals ausgeführt.

5.3
Integration Wirbelsäule

5.3.1 Film 29 Beckenaufrichtung

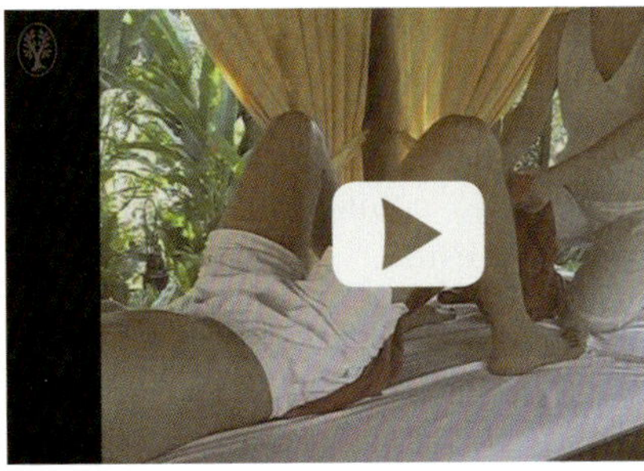

▸ **Video 5.1**

Definition

Die Aufrichtung des Beckens von der Horizontalen in die Vertikale leitete die stammesgeschichtliche Entwicklung des Menschen vom Vierbeiner zum Zweibeiner ein. Ein aufgerichtetes Becken dient als Fundament für die sich darauf aufbauende Wirbelsäule. Die Bauchorgane werden dadurch wie in einer Schale getragen, die Last des Oberkörpers wird optimal auf die Hüftgelenke verteilt. Die Aufrichtung des Beckens erfolgt um die durch die Hüftgelenke verlaufende transversale Achse.

Wirkung

Die Lendenwirbelsäule wird durch diese Aufrichtung „verlängert“ und delordosiert. Wirbelgelenke, Bandscheiben und Spinalkanal erfahren eine Raumerweiterung. Bei Hohlkreuz und **ventral gekipptem Becken** hat dies positive Auswirkungen auf Wahrnehmung und Statik. Es fördert die muskuläre Balance zwischen verkürzten Lendenstreckern, die exzentrisch verlängert werden und überdehnten Bauchmuskeln, die tonisiert werden.

Technik

Der Nehmer wird gebeten die Beine aufzustellen. Das zu Beginn unter Gesäß und Lendenwirbelsäule platzierte Handtuch wird am freien Ende zusammengedreht. Es folgt ein sanfter stetiger Zug nach kaudal in Richtung Fersen. Der Boden-Handtuch-Winkel soll flach gehalten werden um eine optimale Aufrichtung um die transversale Achse zu gewährleisten.

Hinweis

Zug nicht ruckartig ausführen, um ungewollte Tonuserhöhung zu vermeiden.

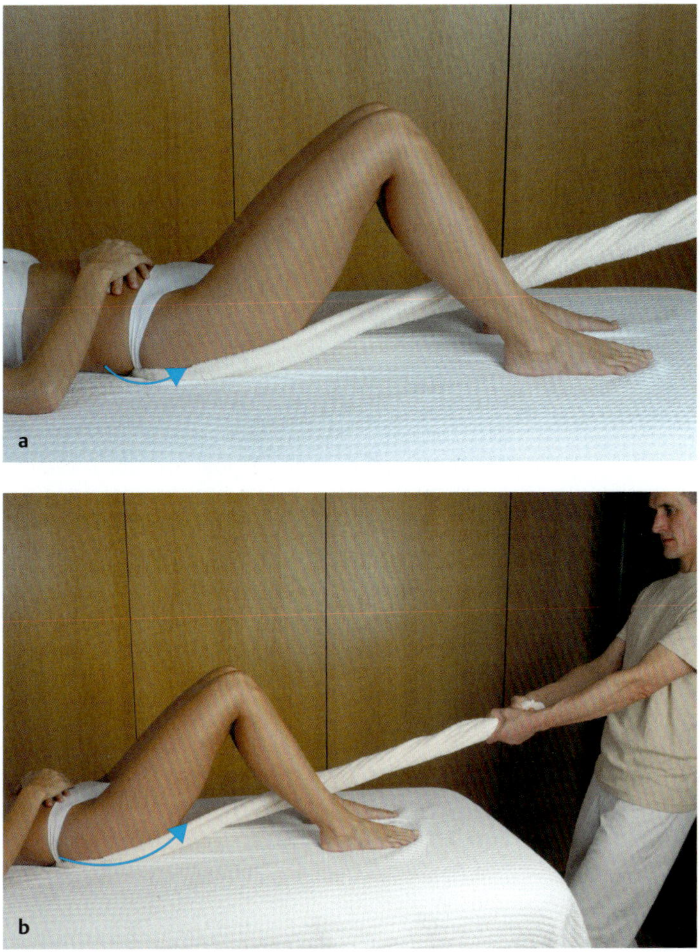

▸ **Abb. 5.2 a + b Beckenaufrichtung:** passive Delordosierung und sanfte Traktion der Lendenwirbelsäule mittels Handtuch.

5.3.2 Film 30 Beckenachter

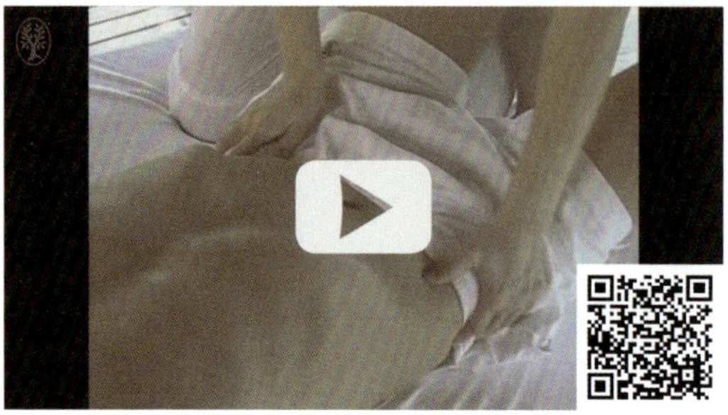

▸ **Video 5.2**

Definition

Mit dem Beckenachter in Rückenlage werden die fundamentalen Bewegungen des Beckens beim Gehen und Laufen nachvollzogen. Es handelt sich hierbei um den rhythmischen Wechsel von **Spielbein- und Standbeinphase** der beiden Beckenschaufeln, die sich abwechselnd gegeneinander verwringen. Das effektive Bewegungsausmaß hängt vom vorhandenen dreidimensionalen Bewegungsspielraum der **Iliosakralgelenke**, der **Symphyse** und des **lumbosakralen Übergangs** ab.

Wirkung

Die intrapelvinen Gelenke und der lumbosakale Übergang werden durch den Beckenachter mobilisiert und stabilisiert. Die umliegenden Band- und Muskelstrukturen werden funktionell und nacheinander bewegt. Das Becken wird so als Körpermitte wahrgenommen, als Ort der Impulsgebung für die Aufrichtung und für die dreidimensionale Verschraubung des Stammes. Die ▸ **Video 4.1** *und die Filme 13* und *17* aus der Aktivmassage – *Beckenachter* und *Lendenöffner* in Seitlage – verstärken diese Erfahrungen.

Technik

Der Therapeut setzt sich seitlich vom Nehmer und umfasst beide Beckenschaufeln mit seinen Händen. Die aufgestellten Beine werden am Oberkörper angelehnt, der äußere Oberarm gibt zusätzlich das Gefühl von Halt. Eine Beckenschaufel wird nun nach hinten-unten-außen gedreht, entsprechend der Standbeinphase, während gleichzeitig die andere Beckenschaufel nach vorn-oben-innen bewegt wird, entsprechend der Spielbeinphase. Zyklische Wiederholung mit kleinen Umkehrschleifen führt zur Achterbewegung hin.

Hinweis

Der Geber kann gedanklich seinen Fokus auf die Iliosakralgelenke legen und die Achterbewegungen dort ausführen. Dies erleichtert Mobilisierung und Zentrierung.

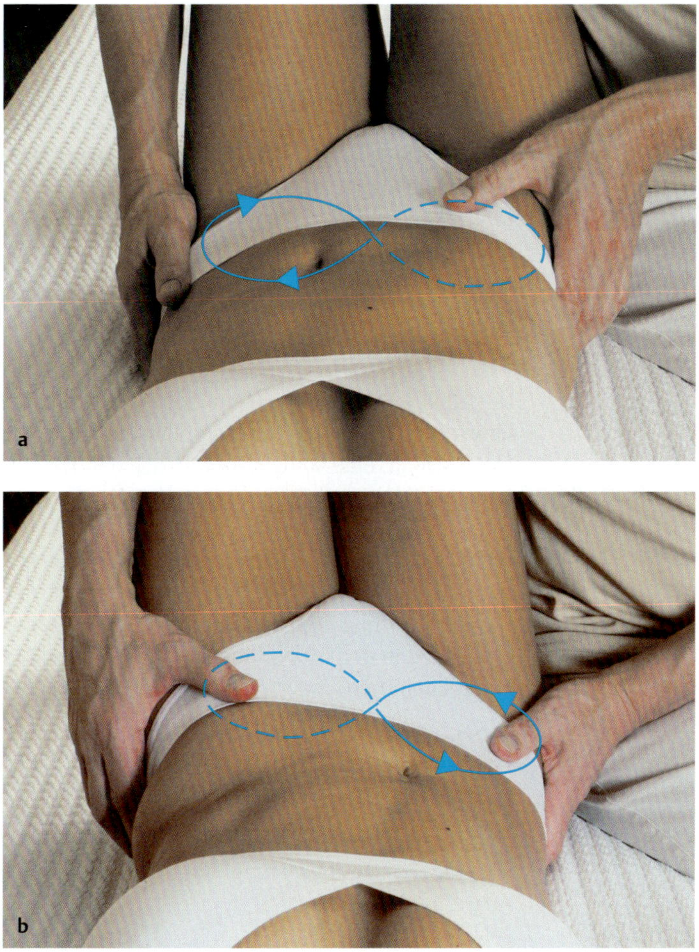

▸ **Abb. 5.3 a + b Beckenachter:** Rhythmischer Wechsel beider Beckenschaufeln zwischen Spiel- und Standbeinphase.

5.3.3 Film 31 Kopfaufrichtung

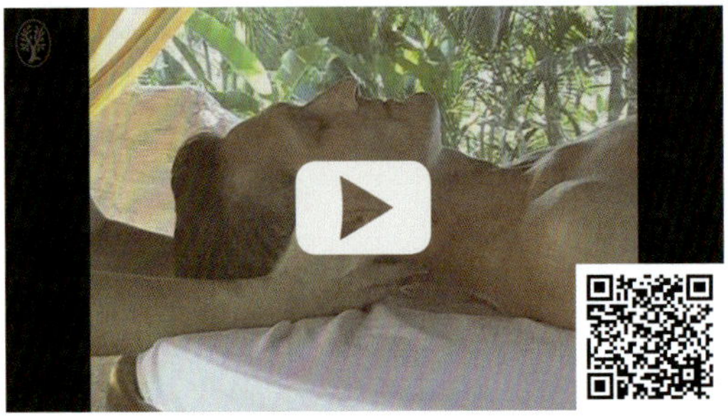

▸ **Video 5.3**

Definition

Der Kopf ist Teil des Stammes. Im oberen Kopfgelenk findet durch eine Rotation um die transversale Achse dessen Aufrichtung statt. Was im Zusammenspiel mit einer spiegelsymmetrischen Aufrichtung des Beckens zur Selbstverlängerung und **Autoelongation** der Wirbelsäule führt. Bei aufgerichteter Kopfhaltung – gemessen am horizontalen Verlauf der **Linea infraorbitalis** zwischen Auge und Ohr – stehen die Bogengänge der Gleichgewichtsorgane tatsächlich im Lot. Auch die Blickachse verläuft horizontal.

Wirkung

Befindet sich der Kopf nicht im Lot – durch Protraktion, Reklination oder Kombinationen davon – ist eine aufgerichtet entspannte Kopfhaltung unmöglich und muskuläre Dysbalancen die Konsequenz. Durch die sanfte Einrollbewegung geraten die kurzen Nackenmuskeln unter Zug. Wir sprechen von Dehnspannung – Tonusregulierung und funktionelle Verlängerung werden angebahnt. Lebenswichtige Gefäße, wie die **Arteriae vertebrales**, die austretenden Spinalnerven und das Rückenmark werden funktionell dekomprimiert und erhalten wieder Raum.

Technik

Mit beiden Händen den Hinterkopf umfassen. Die Fingerkuppen haken sich sanft am Schädelrand ein. Es folgt eine Rollgleitbewegung der Hinterhauptkondylen um die transversale Achse im oberen Kopfgelenk. Diese Bewegung ist am Anfang mehr gedacht und erreicht nie ein großes Bewegungsausmaß. Die Hände halten während der Bewegungsführung immer Kontakt, die **Dehnspannung** wird in der Wirbelsäule als angenehmer Zug wahrgenommen.

Hinweis

Das Kinn nicht auf die Brust drücken, der Hals-Kinn-Winkel bleibt 90 Grad offen. Die Aufrichtung ist eine Rollgleitbewegung um die transversale Achse, keine Traktion!

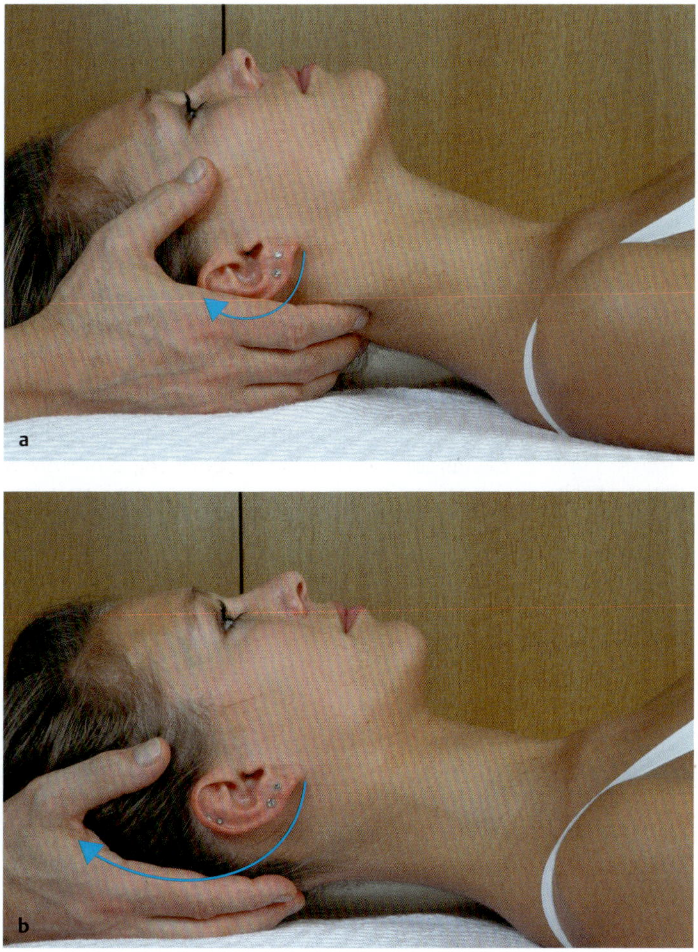

▶ **Abb. 5.4 a + b Kopfaufrichtung:** Mobilisierung der Kopfgelenke durch Rotation um die transversale Achse.

5.3.4 Film 32 Kopfachter

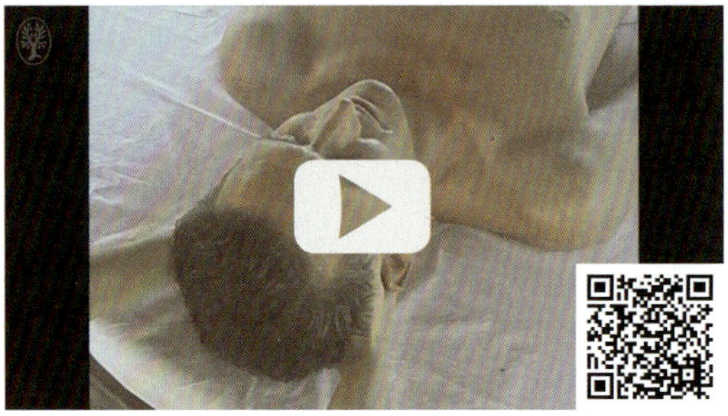

▸ **Video 5.4**

Definition

Oberes und unteres Kopfgelenk zusammen ermöglichen eine dreidimensionale Beweglichkeit des Kopfes, die durch eine funktionell ausgeführte Achterbewegung erzielt wird. In Bezug auf das Gehen und Laufen, stellt dieses archaische Bewegungsmuster den Gegenpol zum Beckenachter dar und gewährleistet dadurch die ökonomische Fortbewegung ums Lot.

Wirkung

Durch die Achterbewegung werden beteiligte Muskeln und Bänder funktionell bewegt, die Kopfgelenke zentriert. Die Aufrichtung des Kopfes und die daraus resultierende Elongation der Wirbelsäule wird gefördert. Eine zentrierte Kopfhaltung entlastet den oberen Anteil des **M. trapezius** und den **M. levator scapulae**, die oft zu Haltemuskeln umfunktioniert werden. **Spannungskopfschmerz** wird so abgebaut oder vermieden. Konzentration und Ausdruck erfahren durch die gewonnene Beweglichkeit eine neue Präsenz.

Technik

Die Ausgangsstellung entspricht jener der aufgerichteten Kopfhaltung. Nach der Aufrichtung um die transversale Achse, beginnen Sie mit einer Drehung um die longitudinale Achse kombiniert mit einem seitlichen Öffnen um die sagittale Achse auf der gleichen Seite. Nach einer runden Umkehrbewegung gelangen Sie in die Ausgangsstellung zurück. Die gleiche Bewegung zur anderen Seite vervollständigt die Acht.

Hinweis

Die Nasenspitze kann als ein Referenzpunkt dienen. Sie kreiselt in einer kleinen liegenden Achterbewegung um sich selbst. Ein anderer Referenzpunkt sind die **Processi mastoidei**, sie beschreiben ellipsoide Bahnen – als ob die Ohren „vorwärts paddeln" wollten.

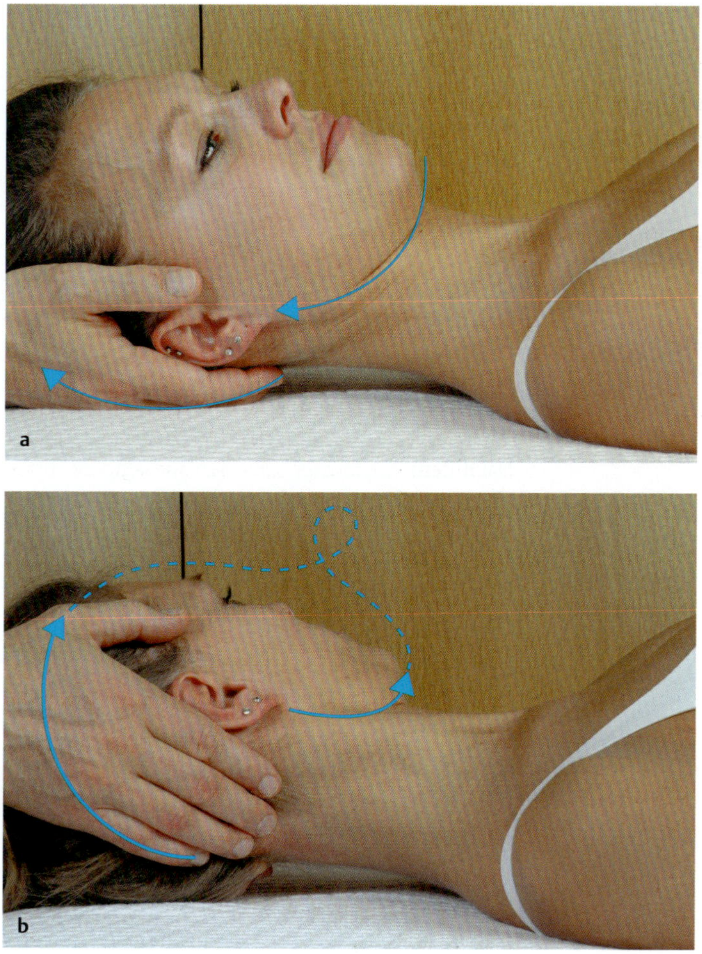

► **Abb. 5.5 a + b Kopfachter:** Funktionelle Mobilisierung der Kopfgelenke nach links und rechts, durch Achterschlaufen.

5.4
Integration Kopfmassage

5.4.1 Film 33 Kopfhautmassage

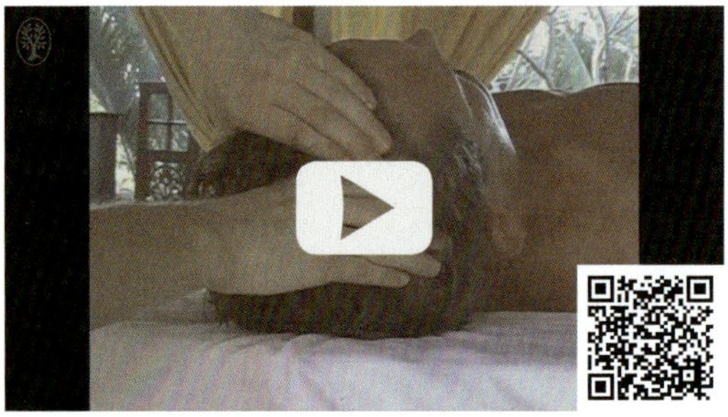

▶ **Video 5.5**

Definition

Der **M. epicranius** setzt sich aus den Muskeln des Schädeldaches zusammen. Eine sogenannte **Sehnenhaube** ist zwischen den vorderen und hinten Bäuchen dieses Muskels ausgespannt. Sie sind nur ganz locker mit dem Schädeldach verbunden, haben aber zur Kopfhaut eine feste Verbindung. Aus diesen Grund und wegen der Verbindung zum **M. orbicularis oculi**, zählt man sie zur **mimischen Muskulatur**. So wird bei dieser Massagetechnik nicht nur an der Kopfhaut gearbeitet, sondern an der gesamten Muskulatur des Schädeldaches, mit Einflussnahme auf die Gesichts- und Nackenmuskulatur.

Wirkung

Dieser Griff hat eine beruhigende und entspannende Wirkung auf das vegetative Nervensystem. Viele wichtige Druckpunkte, die sich in diesem Bereich befinden, werden angesprochen. Durch die Verbindung zur Gesichtsmuskulatur und über den gemeinsamen Ursprung mit dem oberen Anteil des **M. trapezius** an der **Linea nuchae** pflanzt sich die Entspannung bis in den Nacken-Schulter-Bereich fort – besonders hilfreich bei Spannungskopfschmerzen.

Technik

Nach dem Kopfachter rutschen die Fingerkuppen über die Linea nuchae nach oben, die beiden Handinnenflächen kommen flächig am Hinterhauptsbein zum Stillstand. Diese führen nun mit der Kopfhaut Achterbewegungen aus. Für die Massage des Schädeldaches bis hin zum Haaransatz greifen Sie, wie es auf dem unteren Bild gezeigt wird, von der vertikalen Handhaltung in eine horizontale um.

Hinweis

In der Ausgangsstellung verweilen bis man spürt, dass das Gewicht des Schädels in die Hände abgegeben wurde. Damit werden Verspannungen im Nacken-Schulter-Bereich vermieden. Der Kopf selbst wird während der Ausführung kaum bewegt.

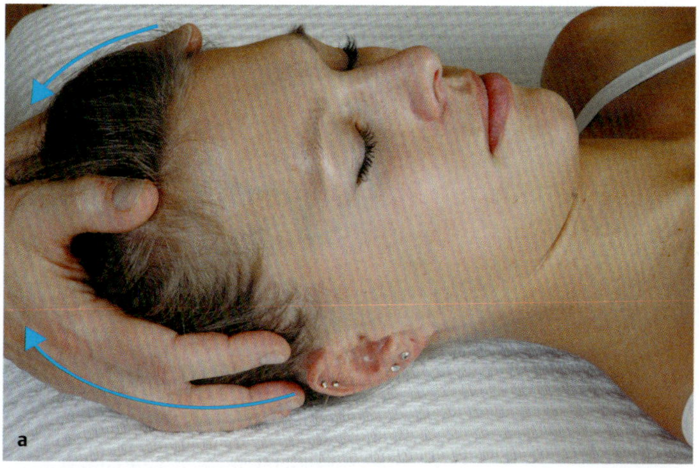

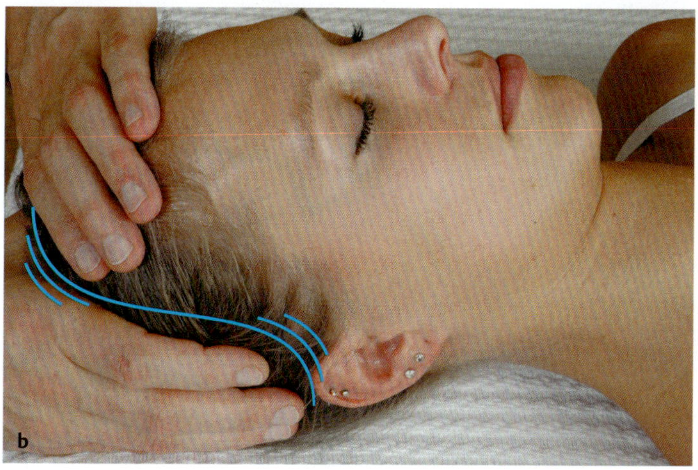

► **Abb. 5.6 a + b Kopfhautmassage:** Entspannung der Kopfhaut von der Linea nuchae bis zum Haaransatz durch flächige Massage in Achterform.

5.4.2 Film 34 Gesichtsmassage

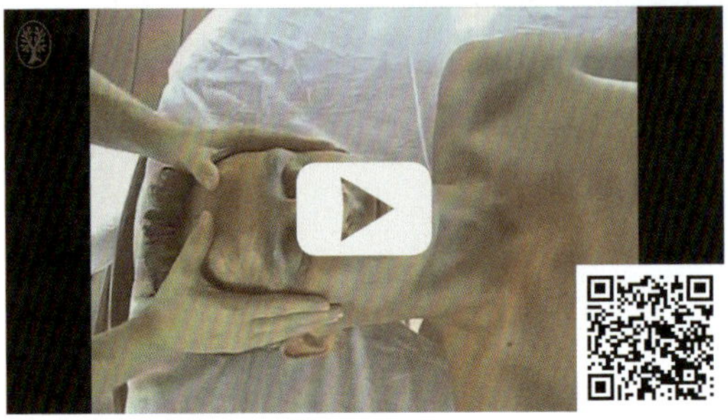

▸ Video 5.6

Definition

Angesprochen ist hier die gesamte mimische Muskulatur, vom Haaransatz bis zum Zungenbein. Durch die Verbindung der Muskulatur mit der Gesichtshaut kommt es bei Kontraktionen zu deren Verschiebung, zur Entstehung von Falten und Furchen, was die Grundlage der **Gesichtsmimik** darstellt. Der **M. orbicularis oris** gilt als ein **Impulszentrum** für die Aufrichtung des Kopfes und als zentrales Relais für die Koordination der mimischen Muskulatur. Durch diese Einrollbewegung um die transversale Achse wird der Ruhetonus der mimischen Muskulatur ins Gleichgewicht gebracht.

Wirkung

Das gesamte Gesicht erfährt durch diese Massage sozusagen ein natürliches „Face-Lifting", hypertone Muskeln werden detonisiert, schlaffe Muskeln tonisiert. Der lymphatische Abfluss wird gefördert und viele wichtige Druckpunkte, die sich hier befinden, werden aktiviert. Da alle Muskeln vom **N. facialis** innerviert werden, hat diese Massage bei einer **Fazialislähmung** eine stimulierende Wirkung und ist fester Bestandteil der Therapie.

Technik

Mit weicher Strichführung wird von der Gesichtsmitte nach außen Richtung Schläfe und Haaransatz massiert, dabei werden die Fingerkuppen nebeneinander flächig aufgelegt. Am Beginn steht die Stirn, hier wird quer zur Verlaufsrichtung der Muskeln oder schräg nach kranial und lateral gearbeitet. Es folgen die Muskeln der Augen, der Nase, der ringförmige Mundschließmuskel und die mit ihnen verbundene Muskulatur. Es besteht die Möglichkeit bei speziellen Punkten zu verweilen und sie im Sinne einer Akupressur zu drücken.

Hinweis

Der Auflagedruck der Fingerkuppen darf nicht zu stark sein, die Sanftheit macht hier die Entspannung. Manche Menschen lieben Gesichtsmassagen über alles, andere können das „Gefummel im Gesicht" nicht leiden. Unbedingt vorher klären, auf unbewusste Zeichen wie Atemrhythmus und Positionsreflexe achten.

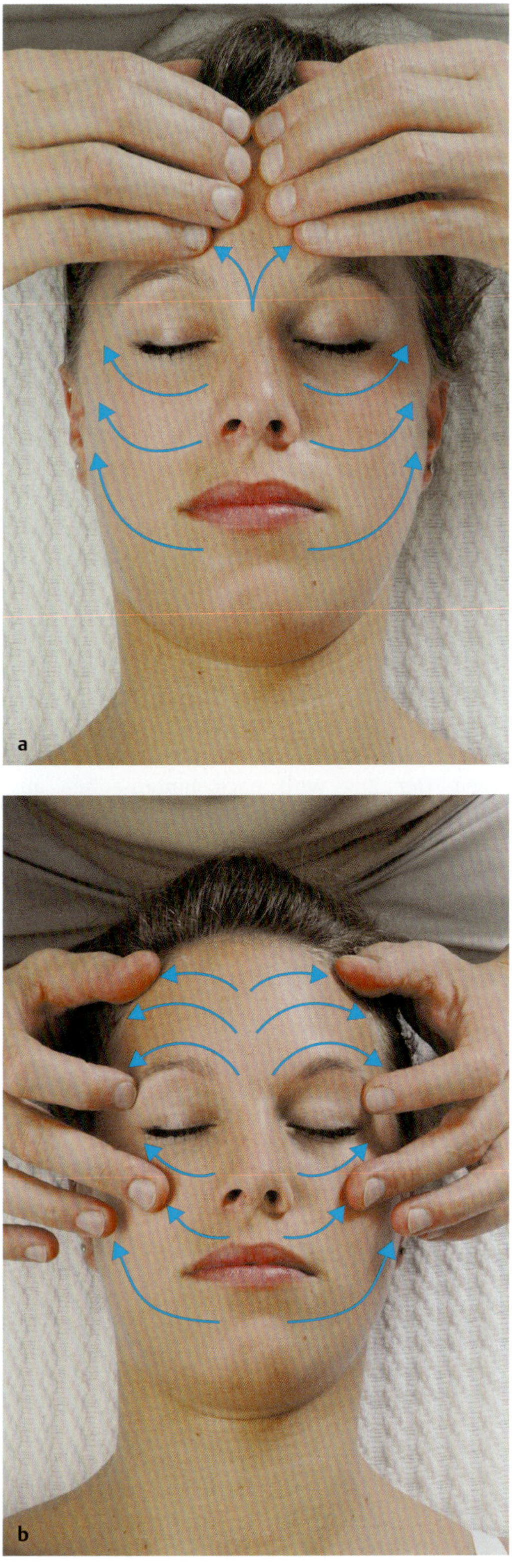

▶ **Abb. 5.7 a + b Gesichtsmassage:** „Natürliches Facelifting" durch gezielte Tonusregulierung der Gesichtsmuskulatur.

5.4.3 Film 35 Mundbodenmassage

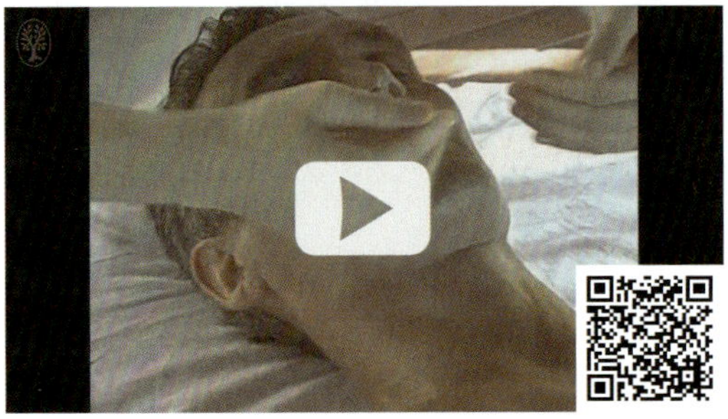

▶ **Video 5.7**

Definition

Als **Mundboden** bezeichnet man die Muskelplatte zwischen **Unterkiefer – Schläfenbein** und **Zungenbein**. Das Zungenbein – ein Bestandteil des Schädelskeletts – hat keine knöcherne Verbindung zum Schädel, es ist nur über Muskeln und Bänder mit ihm verbunden. Das Zungenbein ist ebenso mit dem Kehlkopf über eine Membran verbunden. Zudem hat es Verbindungen zur Zunge und Unterkiefer, zum Brustbein, zur Schädelbasis und sogar zum Schulterblatt. So gesehen stellt das Zungenbein eine Art Relaisstation da. Seine Stellung hat Einfluss auf die Atmung, die Stimme, das Sprechen und das Schlucken. Luft- und Speiseröhre kreuzen sich hier.

Wirkung

Wichtige Voraussetzung für die richtige Stellung des Zungenbeines ist die Kopfaufrichtung. Wird der Kopf in den Nacken gezogen, überdehnt sich automatisch der Mundboden; er verliert seine Spannkraft – ein **Doppelkinn** entsteht. Wird das Kinn andererseits zu stark an den Hals gepresst, bleibt der **Kinn-Hals-Winkel** nicht offen, die ganze Region gerät unter Kompression. Mit der Mundbodenmassage wird der Muskeltonus reguliert und so das Zungenbein zentriert. Fehlhaltungen können so korrigiert werden, was wiederum positiv auf die Atmung, das Sprechen und das Schlucken wirkt.

Technik

Die Fingerkuppen haken sich sanft am unteren Rand des Unterkiefers ein, dabei berühren sich die Kuppen der Zeigefinger am Kinnvorsprung. Mittels Querfriktionen nun entlang des inneren Knochenrandes bis zum Unterkieferwinkel massieren. Die Ursprungs- und Ansatzgebiete der **Mm. digastrici, Mm. mylohyoidei** und der **Mm. pterygoidei** lassen sich so perfekt bearbeiten. Den Abschluss bildet ein flächiges Ausstreichen des Mundbodens. Dazu treffen sich die Fingerkuppen am mittleren Sehnenzug zwischen Kinnspitze und Zungenbein gelegen. Der Zug wird nach hinten-außen ausgeführt.

Hinweis

Mit leichtem Druck beginnen und vorsichtig steigern, da der Mundboden oft verspannt ist und sich in dieser Region viele Lymphknoten befinden. Bei den Ausstreichungen keinen Druck auf den Kehlkopf ausüben.

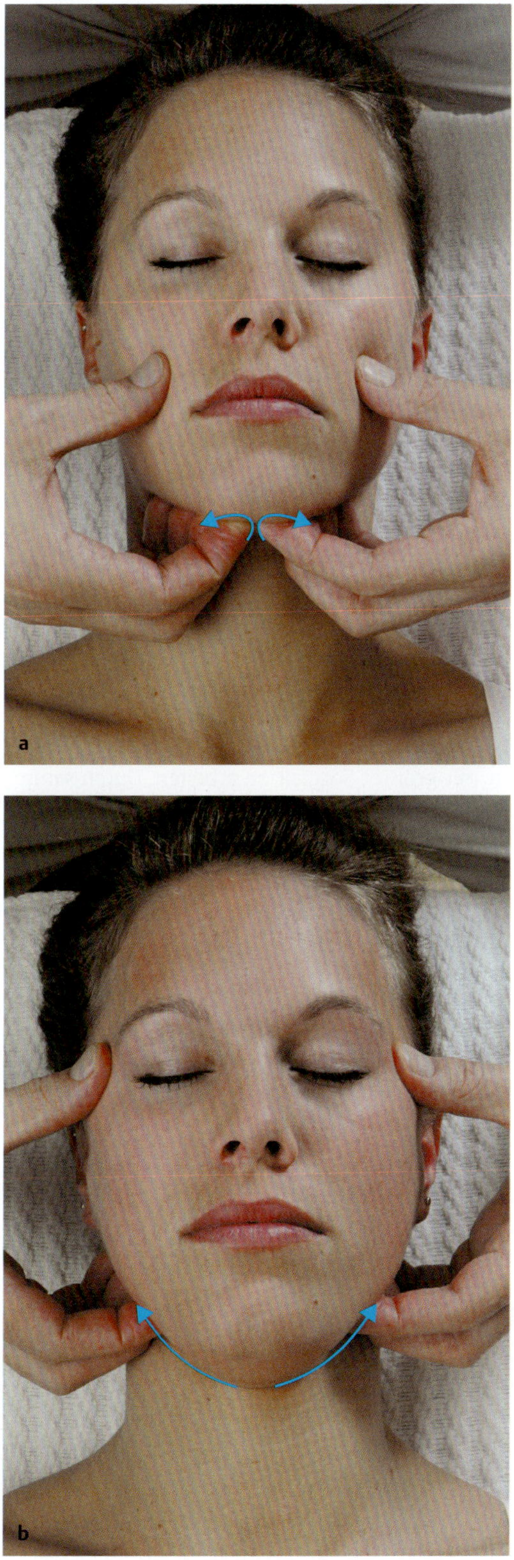

▸ **Abb. 5.8 a + b Mundbodenmassage:** Zentrierung der Zungenbeinposition und Regulierung des Muskeltonus.

5.4.4 Film 36 Ohrmassage

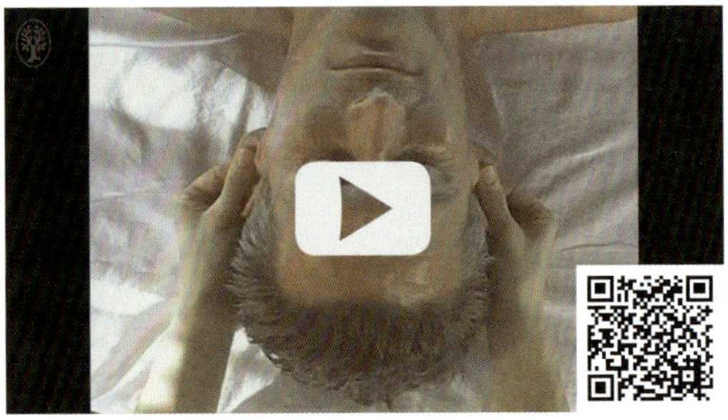

▸ **Video 5.8**

Definition

In der asiatischen Tradition wird die **Ohrmuschel** in Reflexzonen unterteilt, die nach dem Prinzip eines **Hologramms** aufgebaut sind. Der ganze Körper spiegelt sich hier in verkleinerter Form wider. An diesen Zonen können wir aufgrund von Veränderungen wie Rötung, Schwellung, Druckempfindlichkeit oder Schuppung Informationen gewinnen und durch die Massage therapeutische Impulse setzen.

Wirkung

Durch die Massage erfahren die **Ohrreflexzonen** eine Reizung. Dies führt zu einer allgemeinen Änderung der Regulationsmechanismen von Blutzirkulation, Muskeltonus, Schmerzschwellenverhalten und vegetativen Funktionen. Es kann eine anregende oder eine entspannende Wirkung eintreten. Auf spezifische Beeinflussung gemäß Zonengliederung wird im Rahmen dieses Buches nicht näher eingegangen.

Technik

Die **Ohrläppchen** werden zwischen Daumen- und Zeigefinger-Mittelfingerkuppe sanft gedrückt. Von dort aus mit kleinen Zirkelungen entlang der **Ohrleiste** nach oben bis zum Ohransatz massieren. Nun weiter nach innen gleiten und sich von unten her an der sogenannten **Gegenleiste**, innen im Ohr gelegen, hochzirkeln. Den Abschluss bildet ein sanftes Ausziehen der gesamten Ohrmuschel strahlenförmig vom Körper weg. Situativ mehrmals wiederholen, immer beim Ohrläppchen beginnend.

Hinweis

Wegen der leichten Verletzbarkeit der Ohrmuschel ist mit größter Sorgfalt zu arbeiten. Durch sanftes und flächiges Arbeiten wird der entspannende Aspekt mehr betont.

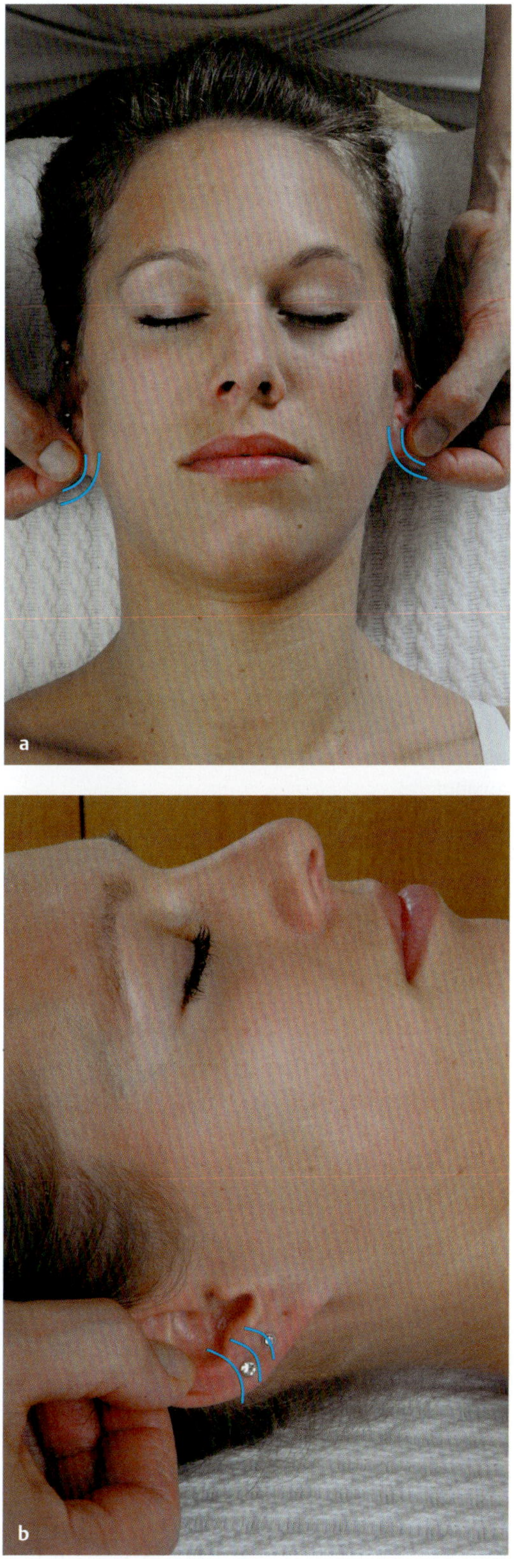

▸ **Abb. 5.9 a + b Ohrmassage:** Regulation durch Ohr-Reflexzonen.

5.5

Integration Kiefer

5.5.1 Film 37 Kiefermassage

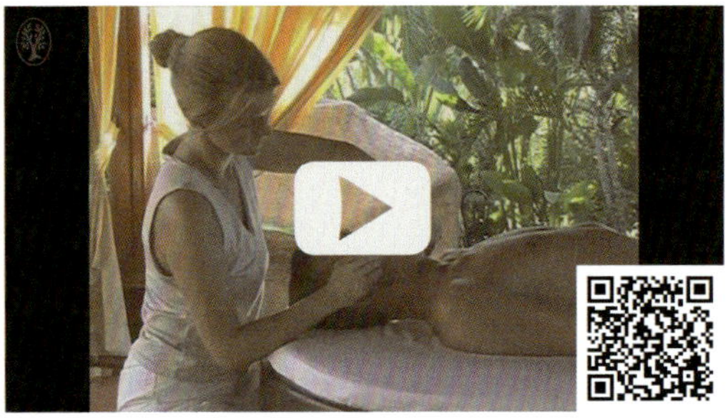

▸ **Video 5.9**

Definition

Bei der Kiefermassage nehmen wir direkt Einfluss auf die Spannungsverhältnisse der beiden außen liegenden kräftigen Kaumuskeln, den **M. masseter** und den **M. temporalis**. Die Ausprägung dieser Muskulatur erfolgt erst mit der Entwicklung des Unterkiefers. Da das Neugeborene noch keine Zähne hat und nur flüssige Nahrung zu sich nimmt, ist der Kiefer noch sehr flach. Später erst entwickelt sich der Unterkieferwinkel. Oft ist diese Muskulatur ein- oder beidseitig hypertroph und zeigt uns, mit welch unbewusster „Verbissenheit" zu Werke gegangen wird.

Wirkung

Durch bewussten und unbewussten Spannungsabbau in dieser Muskulatur werden die Zähne weniger gepresst. In physiologischer Weise haben die Zähne nur beim Schlucken miteinander Kontakt. Zahnpressen und Zähneknirschen hingegen haben einen stark negativen Einfluss auf die **Zähne** und verursachen einen Mehrabrieb des **Zahnschmelzes**. Das Sprechen erhält mit entspannter Kiefermuskulatur eine andere Qualität. Das Gesicht gewinnt an Ausdruckskraft, wenn die „Verbissenheit" weicht.

Technik

Der Geber legt die Fingerkuppen des 2. bis 5. Fingers an die Ansätze der Mm. masseter am **Unterkieferwinkel** an. Von dort aus werden zuerst Streichungen hoch zu den Ursprüngen der Muskeln ausgeführt. Langsam dann zu Zirkelungen übergehen, was die neuroflektorische Wirkung noch verstärkt. Mit den Mm. temporalis wird in derselben Art und Weise verfahren – Beginn **Processus coronoideus mandibulae**, dann flächig am **Schläfenbein** auslaufend.

Hinweis

Situativ für diese Massage mehr Zeit investieren. Nur eine entspannte Muskulatur ermöglicht eine vertiefte Arbeit mit dem Kiefer.

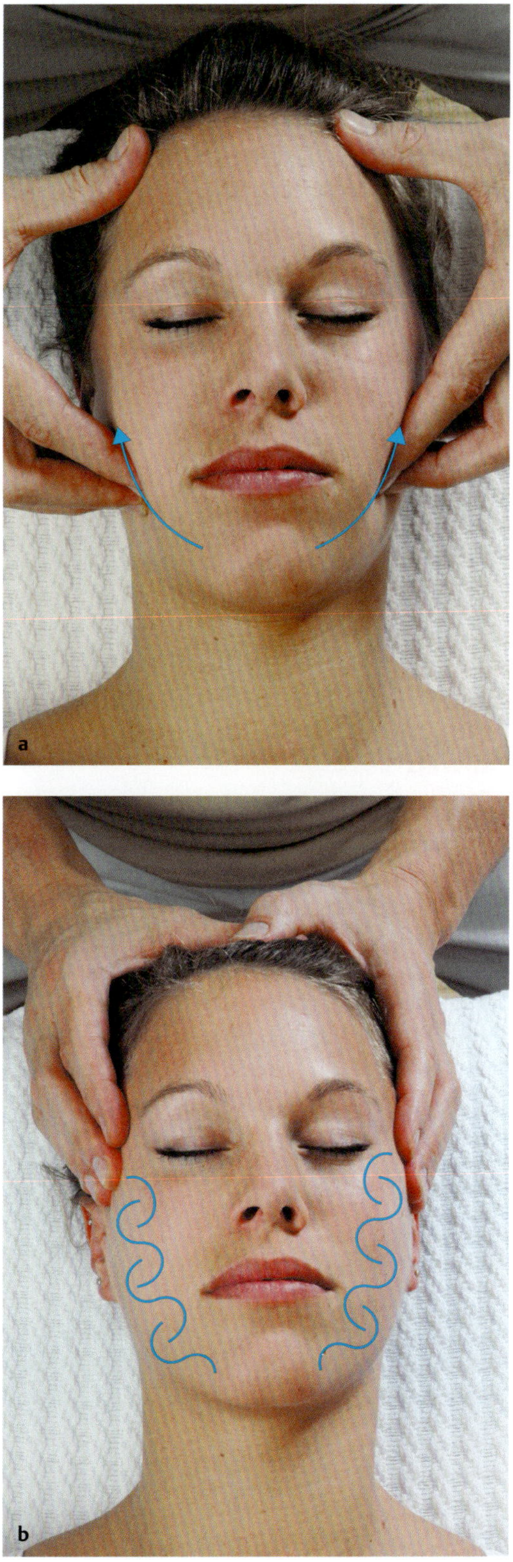

▶ **Abb. 5.10 a + b Kiefermassage:** Detonisierung der oft „verbissenen“ Kieferschließmuskulatur.

5.5.2 Film 38 Kieferstretch

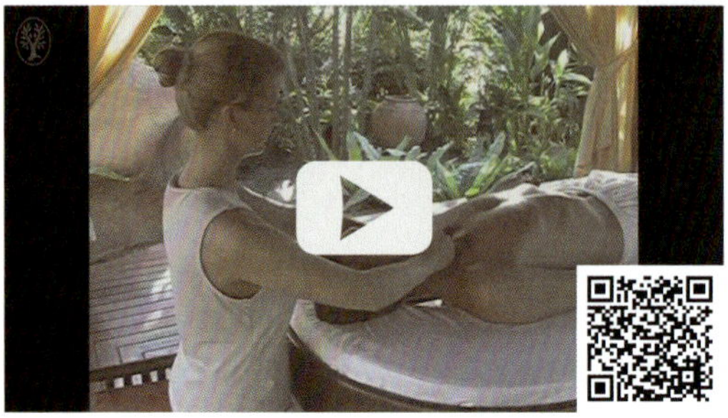

▶ **Video 5.10**

Definition

Als Kieferstretch bezeichnet man das nach außen hin sichtbare, mit Händen ausgeführte, maximale Öffnen des Mundes. Es handelt sich hierbei um die Kombination einer Drehbewegung nach unten mit anschließender Schiebebewegung nach vorn. Beim aktiven Öffnen des Mundes, beispielsweise vor dem Zubeißen oder Schreien, rutscht das **Kiefergelenkköpfchen** aus seiner Gelenkpfanne und über den Diskus nach vorn. Verantwortlich ist der **M. pterygoideus lateralis**. Wichtig für die Physiologie von Gelenk und Diskus ist die Abfolge: zuerst die Rotation, dann die Translation.

Wirkung

Durch den Stretch erfahren der **M. temporalis**, der **M. masseter** und **M. pterygoideus medialis** eine Dehnung, sie müssen nachgeben – wie jeder Muskel der passiv oder exzentrisch gedehnt wird. Oft fällt es gar nicht so einfach, den „Mund aufzumachen“. Regelmäßiges Stretchen der verkürzten und verspannten Kiefermuskulatur ist eine wirksame Maßnahme bei Knacken und Knirschen im Kiefergelenk.

Technik

Die Fingerkuppen des 2. bis 5. Fingers liegen von unten her auf der Knochenkante des Unterkiefers zwischen Kinnvorsprung und Unterkieferwinkel auf. Die Daumenkuppen sind zwischen Unterlippe und Zeigefingerkuppen auf dem Unterkiefer postiert, der so umgriffen wird. Mit einem sanften Zug wird der Unterkiefer vom Oberkiefer gelöst, den Mund langsam öffnen und situativ einige Sekunden geöffnet halten.

Hinweis

Ein dünnes Handtuch zwischen der Hand und der Haut erleichtert oft den direkten Kontakt an dieser sensiblen Stelle und macht den Griff klarer. Ist es nicht möglich, den Mund entspannt zu öffnen, lässt man den Nehmer die Bewegungen aktiv ausführen. Der Kieferstretch kann situativ als Übung für zu Hause mitgegeben werden.

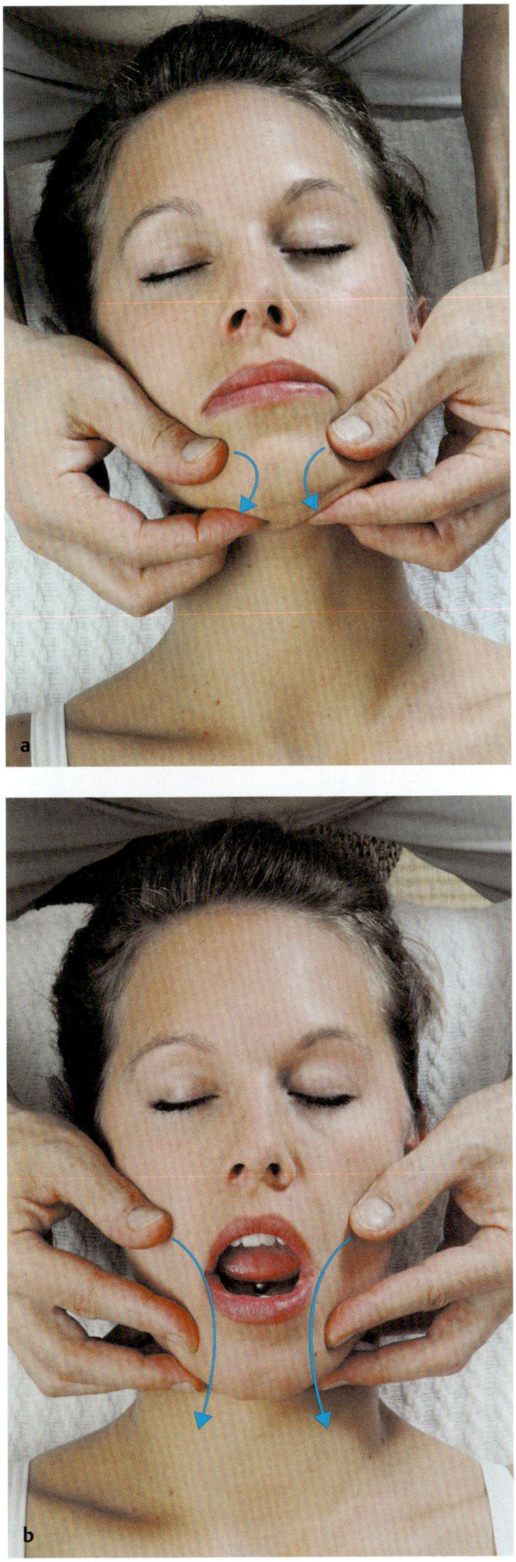

▶ **Abb. 5.11 a + b Kieferstretch:** Detonisierung der Kiefermuskulatur durch weites und gehaltenes Öffnen des Mundes.

5.5.3 Film 39 Kieferachter

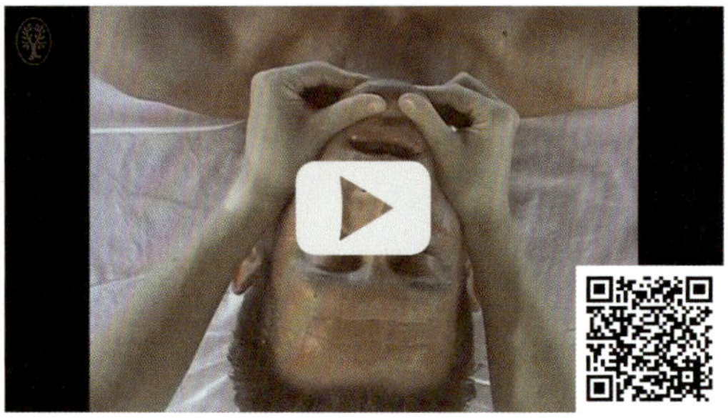

▸ **Video 5.11**

Definition

Die Kiefergelenke benötigen eine dreidimensionale Beweglichkeit, um den Anforderungen, die beim **Kauen** und Sprechen an sie gestellt werden, gerecht zu werden. Eine spezielle Gelenkmechanik macht dies möglich. Mit dem Kieferachter vollziehen wir das funktionelle Bewegungsausmaß des Kiefers um drei Achsen und in drei Translationsebenen nach.

Wirkung

Durch die Achterbewegungen werden die Kiefergelenke dreidimensional mobilisiert. Muskeln und Bänder, die strukturell mit diesen Gelenken in Verbindung stehen, werden funktionell gleich mitbewegt, die Kiefergelenke so zentriert. Durch die räumliche Nähe von Kopf- und Kiefergelenk, entfaltet die Zentrierung dieser Gelenke eine positive Wechselwirkung. Bei nächtlichem **Zähneknirschen** wird die Entspannung der Kiefermuskulatur unterstützt.

Technik

Ausgangsstellung wie beim Kieferstretch. Der Mund wird durch eine Rotation um die transversale Achse in den Kiefergelenken zunächst symmetrisch leicht geöffnet. Der Unterkiefer wird nun mit fortschreitender Öffnung auf einer Seite – Balanceseite genannt – vorgeschoben. Die angedeutete Mahlbewegung auf der Gegenseite – Bissseite genannt – bringt den Unterkiefer zurück in die Ausgangsstellung. Es folgt die Mahlbewegung auf der Gegenseite, durch zyklische Wiederholung eine liegende Achterbewegung.

Hinweis

Die Zähne berühren sich während der Ausführung nicht. Es handelt sich nur um eine angedeutete Mahlbewegung auf jeweils einer Seite. Den Kraftaufwand für den Griff minimieren, da sonst die Gefahr einer Gegenspannung entsteht. Die Achterbewegungen werden im Kiefergelenk ausgeführt, nicht im Kopfgelenk.

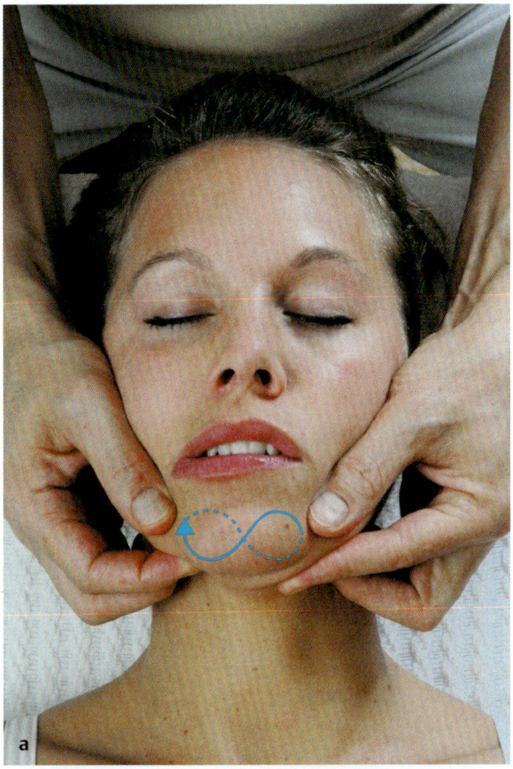

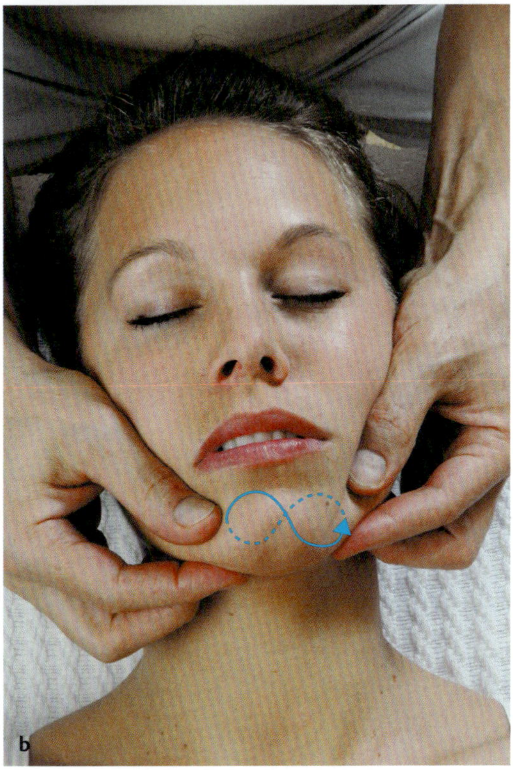

▸ **Abb. 5.12 a + b Kieferachter:** 3D-Mobilisierung der Kiefergelenke durch Achterschlaufen.

5.5.4 Film 40 Kieferwelle

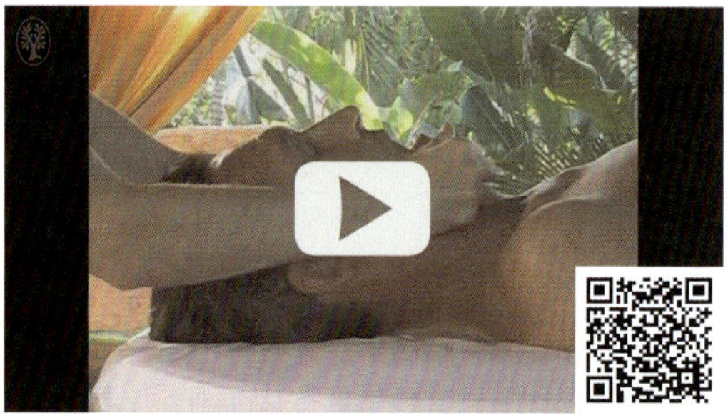

▸ **Video 5.12**

Definition

Diese Grifftechnik erzeugt das Gefühl einer rhythmischen Wellenbewegung beim Öffnen und Schließen in den Kiefergelenken. Die Gelenksköpfchen beschreiben dabei eine elliptische Bewegungsbahn von hinten-oben nach vorn-unten beim Öffnen und von vorn-unten nach hinten-oben beim Schließen. Das Zusammenspiel zwischen Kopfgelenk, Kiefergelenken, Mundboden und Halsmuskeln wird nachvollziehbar.

Wirkung

Die rhythmische Ausführung der Bewegung intensiviert die tonusregulierende Wirkung auf alle Muskel- und Bandstrukturen. Die Kiefergelenke werden mobilisiert und zentriert, das Kopfgelenk positiv beeinflusst. Über die vielfältigen Verbindungen des Zungenbeins wirkt die Bewegung bis tief in die Halsweichteile, bis hin zum Schulterblatt via **M. omohyoideus**. Die Kieferwelle bildet den Abschluss der Arbeit am Kopf.

Technik

Die Ausgangsstellung bleibt unverändert. Der Mund wird leicht geöffnet und zuerst die Bewegung nach unten sanft durch einen Zug intensiviert. Es folgt die Bewegung nach vorn, die ebenfalls durch einen sanften Zug intensiviert wird. Dann die Umkehrung als runde Einrollbewegung, das Kinn wird nach hinten-oben zurück in die Ausgangsstellung geführt.

Hinweis

Der Kinn-Hals-Winkel bleibt während der Ausführung konstant um 90 Grad. Das Kinn darf nicht Richtung Brustbein gedrückt werden.

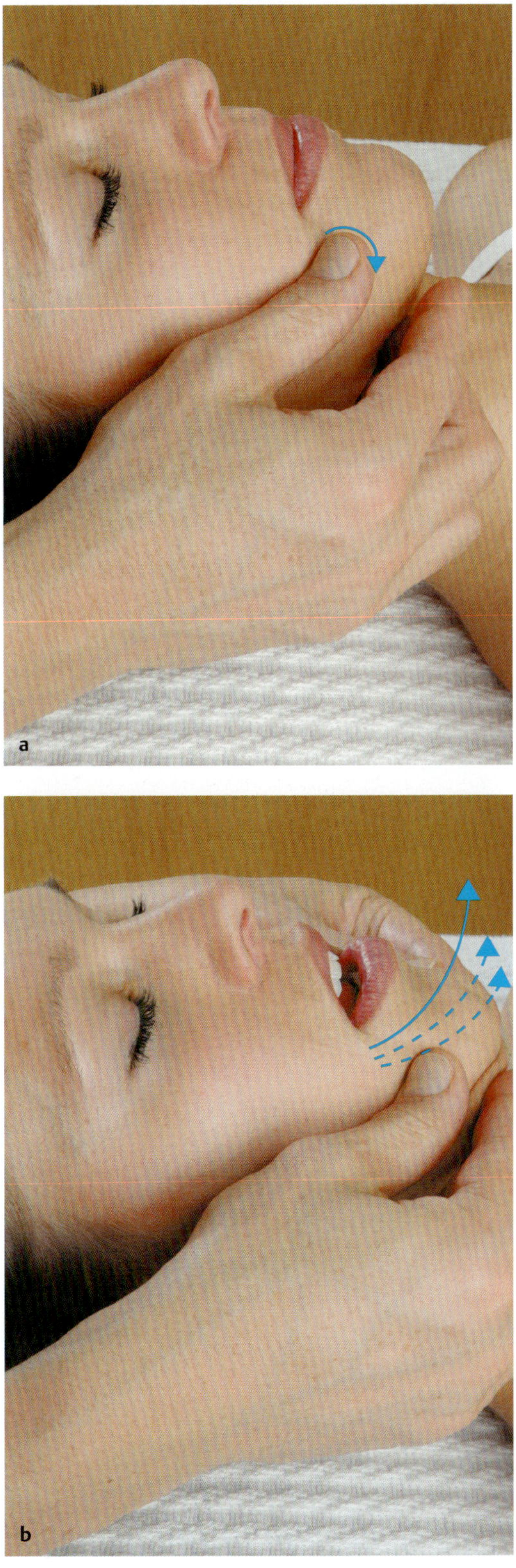

▸ **Abb. 5.13 a + b Kieferwelle:** Mobilisierung und Zentrierung der Kiefergelenke durch rhythmische Wellenbewegungen; Rotation um die Transversalachse vor Translation des Unterkiefers nach vorn.

6 Relaxmassage

6.1 Vertiefung durch Entspannung

Der Relaxteil in **Bauchlage** bildet den Abschluss der 3D-Massage. Während Gelenkmobilität und Muskelelastizität, deren aktive Umsetzung und Integration die bisherigen Ziele der Massage waren, lassen jetzt beide, Empfänger und Geber, das Erreichte in der Stille weiterwirken, sich vertiefen. Die **Release-Techniken** setzen dabei spezifisch auf Entspannung durch Dehnung, andere Massagetechniken zielen auf Detonisierung der Muskulatur, eine Verminderung der **Sympathikusaktivität** und Vertiefung der Atmung. Die Berührungen bringen die Lebenskraft zum Fließen. Mit den Ausstreichungen nehmen Sie langsam Abschied und lassen die Massage ausklingen.

Bisher stand mehr die Arbeit mit der Funktionalität im Vordergrund, um in die Tiefe der Strukturen zu gelangen. Jetzt heißt es „umschalten“, den Fokus auf die Tiefenentspannung zu lenken.

Für den langfristigen Nutzen entscheidend ist es, die neuen Erfahrungen und Empfindungen der „Bewegungsintelligenz durch 3D-Massage“ in den Alltag zu integrieren. Dies geschieht durch entsprechende **Übungen** und praktische Tipps, die nach Abschluss der Massage instruiert werden können.

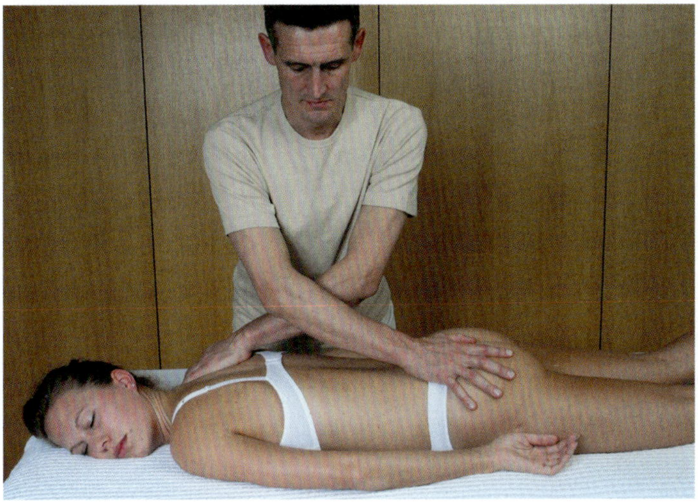

► **Abb. 6.1 Relaxmassage:** Vertiefung durch Entspannung

6.2 Relaxmassage Release

6.2.1 Film 41 LS-Release

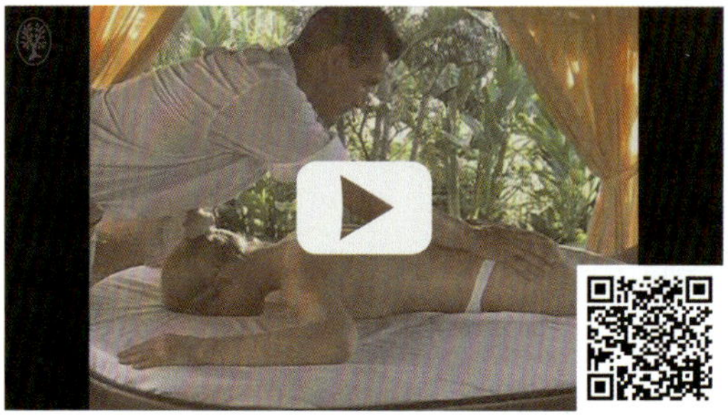

▶ Video 6.1

Definition

Die Voraussetzung für einen zentrierten, dynamischen Stamm ist ein aufgerichtetes Becken. Ist diese Beweglichkeit im Becken nicht vorhanden, sind muskuläre Dysbalancen und Verkrümmungen, wie sie beispielsweise beim Hohl- oder beim Flachrücken der Fall sind, die Folge. Besonderes belastet wird dabei meist das unterste, das **lumbosakrale Segment**. Mit dem LS-Release unterstützen Sie die Aufrichtung des Beckens und entlasten die unterste **Bandscheibe**. So schaffen Sie ein optimales Erleben der muskulären Entspannung an diesem neuralgischen Punkt.

Wirkung

Der lumbosakrale Übergang wird durch sanfte und nachhaltige Traktion „geöffnet", die unterste Bandscheibe gezielt „entlastet". Die umliegenden Kapsel- und Bandstrukturen sowie das **Lig. iliolumbale** geraten rhythmisch unter Zug und werden so in ihrer Funktion aktiviert. Die segmentalen Muskeln geben sukzessive nach und können sich dank lang anhaltender Traktion progressiv entspannen. Bei bereits vorhandenen spondylarthrotischen Veränderungen in diesem Segment kommt es zur Schmerzlinderung durch Entlastung der **Facettengelenke** – eine Wohltat für den unteren Rücken.

Technik

Sie stehen am Kopfende oder seitlich und beugen sich über den Rücken des Empfängers, legen dabei Ihre beiden Handflächen auf das Kreuzbein am Übergang zu den Darmbeinschaufeln. Beginnen Sie mit einem sanften Schub Richtung ventrokaudal, lassen Sie Ihre Hände gleichzeitig eine leichte Palmarflexion im Handgelenk machen. Dadurch erreichen Sie eine Rotation des Beckens um die Transversalachse und damit die gewünschte Traktion auf die dorsalen Strukturen des lumbosakralen Segments. Setzen Sie Ihr Körpergewicht geschickt zur Dosierung und zur Steigerung des Schubes ein. Geben Sie der Lendenmuskulatur genügend Zeit zur Anpassung, dann vertiefen Sie den Schub nochmals.

Hinweis

Keine ruckartigen Bewegungen ausführen, dies führt zum Aufbau einer Gegenspannung.

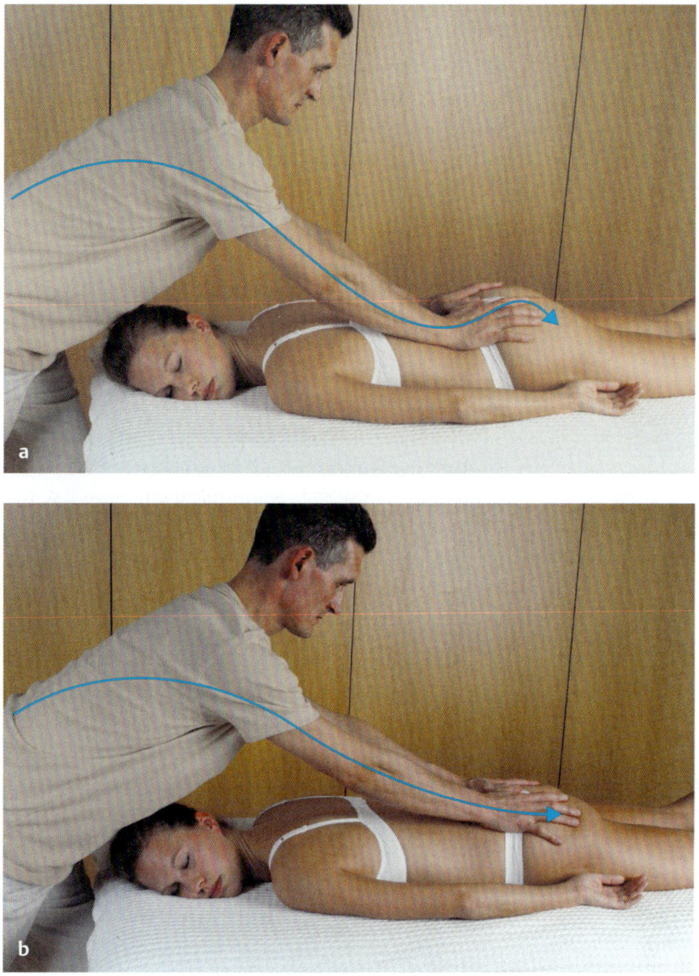

▶ **Abb. 6.2 a + b LS-Release:** Entspannung der lumbosakralen Muskulatur durch langanhaltende Traktion mit synchroner Aufrichtung des Beckens.

6.2.2 Film 42 Q-Release

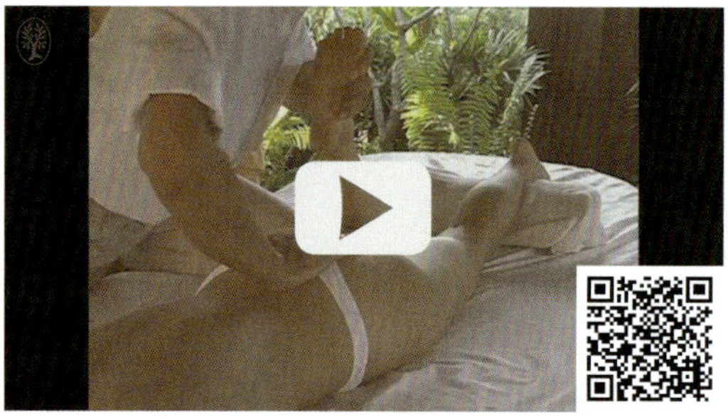

▸ Video 6.2

Definition

Ein nach vorn gekipptes Becken führt zu einer chronischen Flexionshaltung der Hüfte mit Beugemuskelverkürzung und Kontraktur. Die statodynamische Balance der Hüftmuskulatur ist gestört. In der Dynamik, beispielsweise beim Gehen und Laufen, führt dies Schritt für Schritt zu einer kompensatorischen LWS-Hyperlordose mit Überlastung der intervertebralen Gelenke. Prototyp der verkürzten Hüftstrukturen ist – neben dem **M. iliopsoas** – der zweigelenkige Anteil des **M. quadriceps femoris**. In der späten Abstoßphase erzwingt ein verkürzter **M. rectus femoris** regelmäßig eine Hüftflexion. Genau hier setzt der Q-Release an – das Becken wird aufgerichtet, die Leistengegend geöffnet, der M. rectus femoris gedehnt. Die gebeugte Kniestellung intensiviert die Release-Technik.

Wirkung

Durch den ventrokaudalen Schub am Kreuzbein erfährt der lumbosakrale Übergang – wie bereits beim *LS-Release Film 41*–eine angenehme Öffnung. Die Bandscheibe wird entlastet, die Lendenmuskulatur verlängert und detonisiert. Durch die gleichzeitige Flexion im Kniegelenk, wie bei Variante 1 dargestellt, erfährt der M. rectus femoris eine starke Dehnung. Verweilen Sie in der Position, dies führt zu einer gezielten Entspannung. Bei der Variante 2 wird schwerpunktmäßig der M. iliopsoas gedehnt: Die Leiste öffnet sich, der Femurkopf wird nach vorn gegen das Kapselbandsystem gedrückt, die Beweglichkeit der Strukturen gezielt gefordert und gefördert.

Technik

- Variante 1: Sie stehen seitlich vom Klienten auf Hüfthöhe und sind ihm zugewandt. Die dem Kopf zugewandte Hand bringt durch einen kaudal gerichteten Schub auf das Kreuzbein das Becken in Aufrichtung. Mit der anderen Hand umfassen Sie ein Bein am Knöchel und führen das Knie so langsam in die maximale Flexion. In dieser Position verweilen, entspannen lassen, Schub und Zug dosiert verstärken, langsam aus der Position herausgehen. Wechseln Sie nun das Bein, zum Schluss führen Sie den Griff mit beiden Beinen gleichzeitig aus.
- Variante 2: Sie richten zuerst das Becken auf und stellen dann den Unterschenkel senkrecht. Jetzt umfassen Sie das Knie – die Kniescheibe liegt in ihrer Handinnenfläche – und heben den Oberschenkel langsam von der Unterlage ab und bringen so die Hüfte in maximale Streckung. Verweilen und wieder langsam lösen, dann das Bein wechseln.

Hinweis

Der lumbosakrale Übergang muss jederzeit offen bleiben, Facetten-Kompressionsschmerz und reaktive Gegenspannung werden so vermieden.

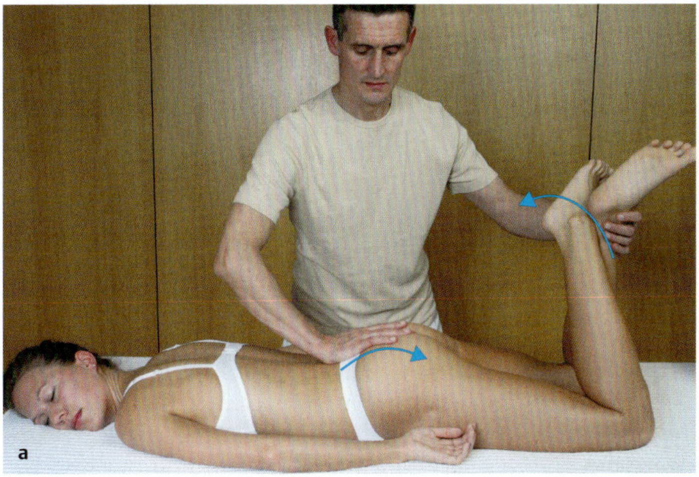

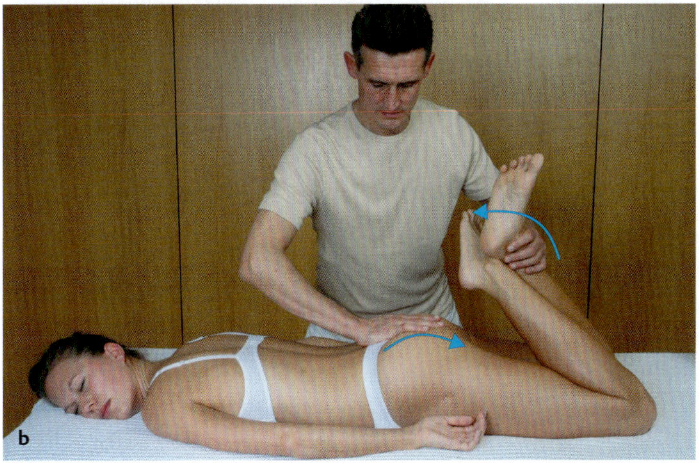

► **Abb. 6.3 a + b Q-Release Variante 1:** Dehnung des M. rectus femoris bei synchroner Aufrichtung des Beckens.

6.2.3 Film 43 WS-Release

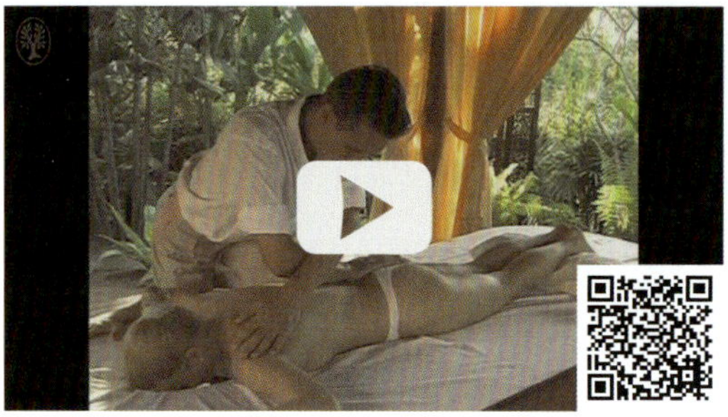

▶ Video 6.3

Definition

Beim WS-Release geht es in der zentralen Variante um die Aufrichtung des Beckens und die axiale Verlängerung der Wirbelsäule, während bei der zweiten diagonalen Variante die Überkreuztechnik den spiraligen Stretch des Rumpfes in den Vordergrund rückt. Beide Varianten gemeinsam erlauben es dem Empfänger, die ganze Größe und Weite seines Rumpfes nochmals nachzuspüren.

Wirkung

Bei der Variante 1 wird der **lumbosakrale Übergang** geöffnet, die beteiligten Strukturen erfahren eine Entlastung. Durch den gleichzeitigen Gegenschub nach kranial setzen Sie die **Wirbelsäule** unter axialen Zug und erreichen so deren Verlängerung. Beim diagonalen Schub der Variante 2 mobilisieren Sie abwechselnd die **Iliosakralgelenke** und die Wirbelsäulen-Rippen-Gelenke. Beide Male erweitern Sie den Atemraum, was zur Vertiefung der Atmung und der Entspannung führt.

Technik

Variante 1 axial: Sie stehen seitlich vom Klienten, sind ihm zugewandt und platzieren Ihre Hände über Kreuz auf dem Kreuzbein und zwischen den Schulterblättern. Langsam und gleichzeitig beginnen Sie mit dem Auseinanderschieben, nach ventrokaudal und nach kranial. In der Endstellung verweilen, entspannen lassen, dosiert weiterdehnen. Langsam loslassend, schleichen Sie sich aus der Position wieder aus.

Variante 2 diagonal: Eine Hand platzieren Sie auf der gegenüberliegenden Darmbeinschaufel nahe dem **Iliosakralgelenk**, die andere auf dem diagonalen Schulterblatt, der Handballen hat noch Kontakt mit den Rippenbogen. Sanft und gleichzeitig die Schübe diagonal nach kaudolateral und kraniokontralateral ausführen, verweilen, weiterschieben, langsam lösen und die Seiten wechseln. Dabei wechselt der vordere Arm nach hinten.

Hinweis

Vermeiden Sie ruckartiges oder zu festes Hineingehen in den Schub. Ein- und Ausschleichen ist angesagt, um eine Gegenspannung zu vermeiden. Darauf achten, nicht nur Hautgewebe zu verschieben. Sie wollen die Tiefe der Strukturen erreichen.

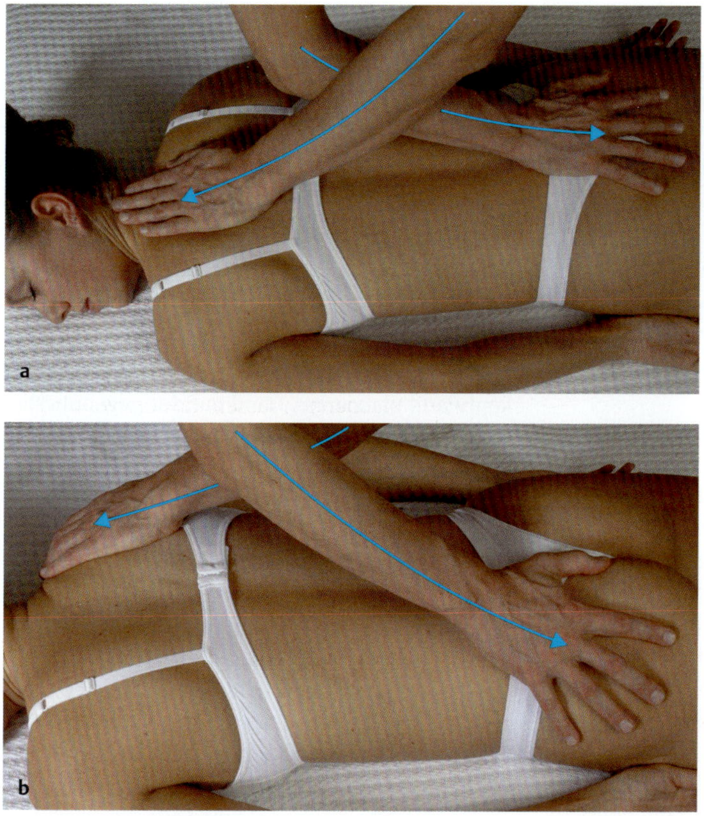

► **Abb. 6.4 a + b WS-Release:** axiale Elongation – Variante 1 – und diagonale Elargation – Variante 2 – des Rückens führen zur Erweiterung des Atemvolumens.

6.2.4 Film 44 ISG-Release

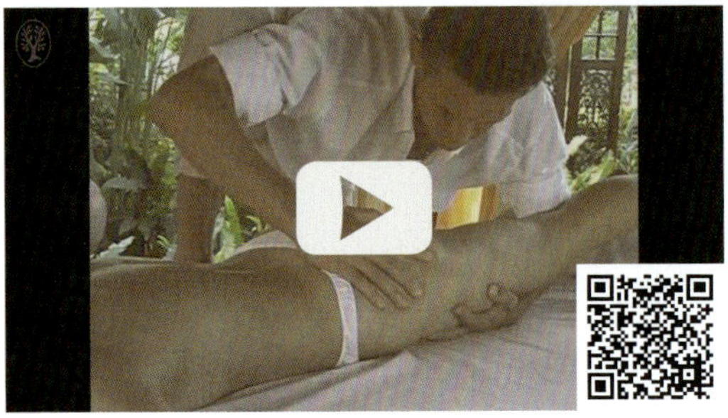

▸ **Video 6.4**

Definition

Mit der gezielten Arbeit am **Iliosakralgelenk** schließen Sie die Release-Techniken ab. Das Iliosakralgelenk ist ein straffes, bandgesichertes Gelenk mit geringem Bewegungsausmaß. Es hat vor allem Pufferfunktion für auftretende Stöße. Die Mobilisierung erfolgt hier entsprechend dem funktionellen Gebrauch in der Abstoßphase des hinteren Beines beim Gehen, Laufen oder Springen: Durch den Zug der Gesäßmuskulatur nach laterokaudal und die Aktivität der transversalen **Beckenboden**muskulatur werden die kaudalen Gelenkabschnitte standbeinseitig komprimiert, die oberen ISG-Gelenkabschnitte werden „funktionell dekomprimiert".

Wirkung

Durch den laterokaudalen Schub erfährt das Iliosakralgelenk in seinen oberen Abschnitten eine Öffnung und wird so mobilisiert. Das Kapsel-Band-System, speziell die **Ligg. sacrospinalia** und **Ligg. sacrotuberalia** werden gemäß ihrer Funktion gespannt. Hier bietet sich eine gute Möglichkeit, deren Länge und Gleichgewicht für die optimale Kraftübertragung im Hüftgelenk anzubahnen. **Beckenschiefstand** und ISG-Blockierung sind gute Anwendungsmöglichkeiten für diese Grifftechnik.

Technik

Sie stehen seitlich vom Empfänger auf Höhe des Beckens und neigen sich über ihn, um mit Ihrer kopfwärts platzierten Hand auf der gegenüberliegenden Darmbeinschaufel einen laterokaudalen Schub auszuführen. Der Handballen ist nahe am Iliosakralgelenk platziert. Die andere Hand gleitet von medial unter der aufliegenden Vorderseite des Oberschenkels nach lateral durch und greift flächig unterhalb des Trochanter major. Ziehen Sie jetzt Ihren Arm sanft zu sich hin, so bewirken Sie gleichzeitig eine Innenrotation des Oberschenkels, synchron mit dem laterokaudalen Schub der anderen Hand. Position halten, entspannen lassen, Schub und Zug verstärken, langsam aus der Position herausgehen. Um das zweite Iliosakralgelenk zu mobilisieren müssen Sie die Seite wechseln.

Hinweis

Um die Stellung entspannt halten zu können, ist es vorteilhaft den Unterarm auf der Bank abzulegen und sich mit dem in Beckennähe befindlichen Knie dort abzustützen.

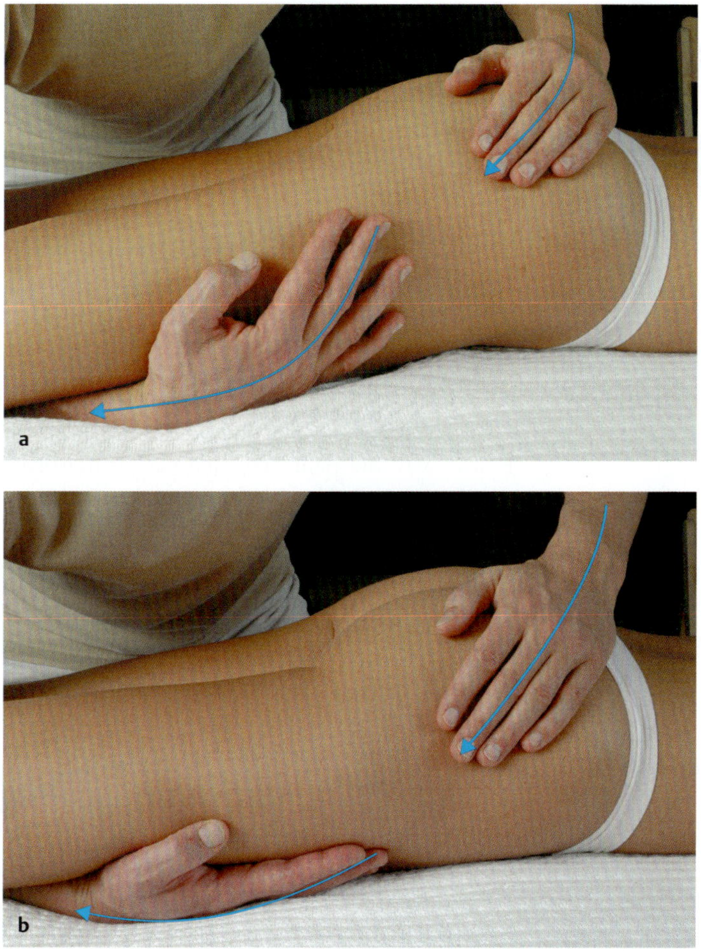

▶ **Abb. 6.5 a + b ISG-Release:** Mobilisierung des Iliosakralgelenkes durch laterokaudalen Schub und Traktion in Innenrotation.

6.3
Relaxmassage Massage

6.3.1 Film 45 Roll-Technik

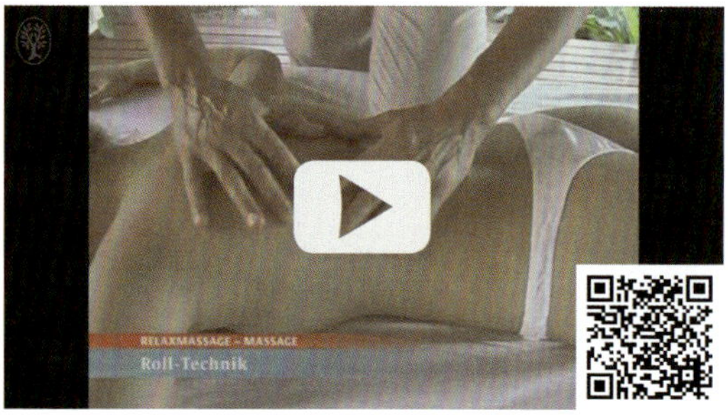

▸ **Video 6.5**

Definition

Das Rollen ist eine Hautmobilisierungstechnik. Dabei werden die Haut – **Kutis** – und die Unterhaut – **Subkutis** – gegenüber der **Faszie** verschoben. Die Haut am Rücken ist dick und derb, wird aber zur Seite hin dünner und zarter. Durch die lockere Struktur des Unterhautfettgewebes kommt es zu einer guten Verschieblichkeit gegenüber der Faszie. Bei verspannter Muskulatur ist die Hautmobilität häufig verringert.

Wirkung

Die Roll-Technik löst **Verklebungen** zwischen den einzelnen Gewebeschichten und den Muskelhüllen, die beispielsweise durch Ablagerungen von Fett verursacht werden können oder durch Verwachsungen, wie bei der **Narbenbildung**. Die Durchblutung des Haut- und Unterhautgewebes wird gefördert, das Nervensystem erfährt eine reflektorische Stimulation. Da Sie entlang eines **Dermatoms** arbeiten – ein Hautbezirk, der einem bestimmten Rückenmarksegment zugeordnet ist – können die Rollungen zur Diagnostik der **Head-Zonen** oder zur indirekten Einflussnahme auf die inneren Organe, via **kutiviszeraler Reflexbogen**, eingesetzt werden.

Technik

Zwischen Daumen und den 2.–5. Fingern beider Hände wird die Haut und Unterhaut vom Körper abgehoben und eine Hautfalte gebildet. Sie beginnen am lumbosakralen Übergang, paravertebral und rollen die Hautfalte langsam Richtung Taille nach außen. Dort lösen und etwas versetzt Richtung kranial wieder zur Wirbelsäule zurückkehren und die nächste **Rollung** ausführen. Zur Schulter hocharbeiten und wieder zurück, dann die Seite wechseln. Die Haut über dem Kreuzbein wird zu Beginn und am Ende strahlenförmig vom Steißbein her ausgerollt.

Hinweis

Bei „Problemdermatomen“ kann es zu vermehrter Schmerzempfindlichkeit, verquollenen Hautfalten und verminderter **Hautelastizität** kommen. Hier empathisch arbeiten, Intensität und Tempo situativ anpassen.

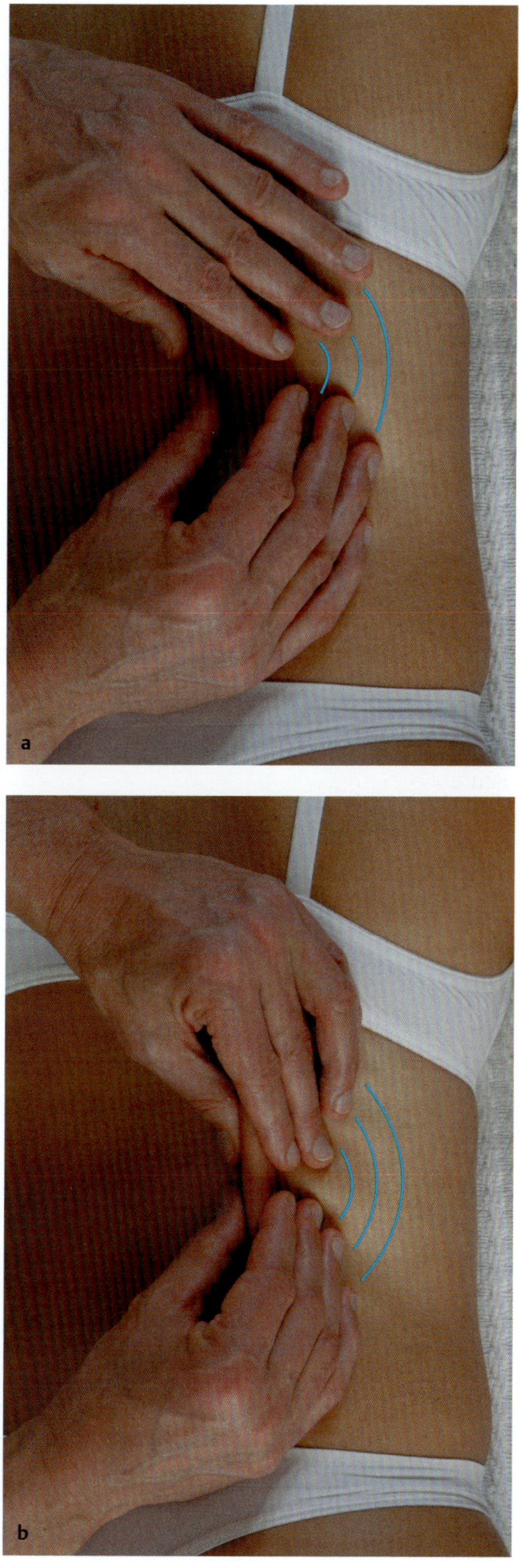

▸ **Abb. 6.6 a + b Roll-Technik:** Lösung von Verklebungen zwischen den Gewebeschichten und Muskelhüllen.

6.3.2 Film 46 Knet-Technik

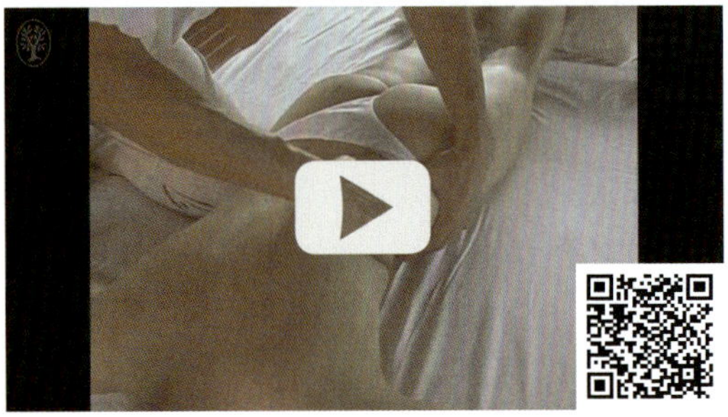

▸ **Video 6.6**

Definition

Knetungen sind Bestandteil jeder Massage. So können Muskeln mit zugehörigen Faszien großflächig und gezielt bearbeitet werden, Gleiches gilt für die Haut und das Unterhautbindegewebe. Die hier angewandte **Doppelachter**-Knet-Technik ist ein tiefenwirksamer Griff, der längs oder quer zum Faserverlauf erfolgt. Diese Technik kann situativ an allen Weichteilen des ganzen Körpers angewandt werden.

Wirkung

Entscheidend ist die Stärke, die Geschwindigkeit und der Rhythmus des angewandten Reizes. Da bei dieser Technik die **Muskelspindeln** – Dehnungsrezeptoren – und die **Golgiorgane** – Rezeptoren für die Muskelspannung – angeregt werden, kommt es bei langsamen und nicht zu festen Knetungen zu einer reflektorischen Detonisierung der verspannten Muskulatur. Die Elastizität des Muskelgewebes verbessert sich, dies führt zu einer besseren Durchblutung, was wiederum den Stoffwechsel, den venösen und lymphatischen Abfluss anregt.

Technik

Je nach Größe der zu bearbeitenden Muskulatur kann mit den ganzen Handflächen oder gezielt mit den Fingern geknetet werden. Sie verwringen dabei die umfasste Muskulatur gegensinnig und unter Längenzuwachs, kehren in einer kleinen Schlaufe zurück zur Ausgangsstellung, um dann wieder gegensinnig die gegenüberliegenden Seiten zu verwringen. Mit der Rückkehr zur Ausgangsstellung vervollständigen Sie die Doppelachterbewegung. Arbeiten Sie kleinflächig, wird das Gewebe zwischen den beiden Daumen und den 2. und 3. Fingern geknetet. Bearbeiten Sie einzelne Muskeln entlang ihres gesamten Verlaufes vom Ursprung zum Ansatz und umgekehrt.

Hinweis

Um den Effekt der Tiefenentspannung zu erzielen, müssen schnelle und feste Bewegungen vermieden werden. Arbeiten Sie mit den Fingern, nicht kneifen, dies führt nur zu Tonuserhöhung.

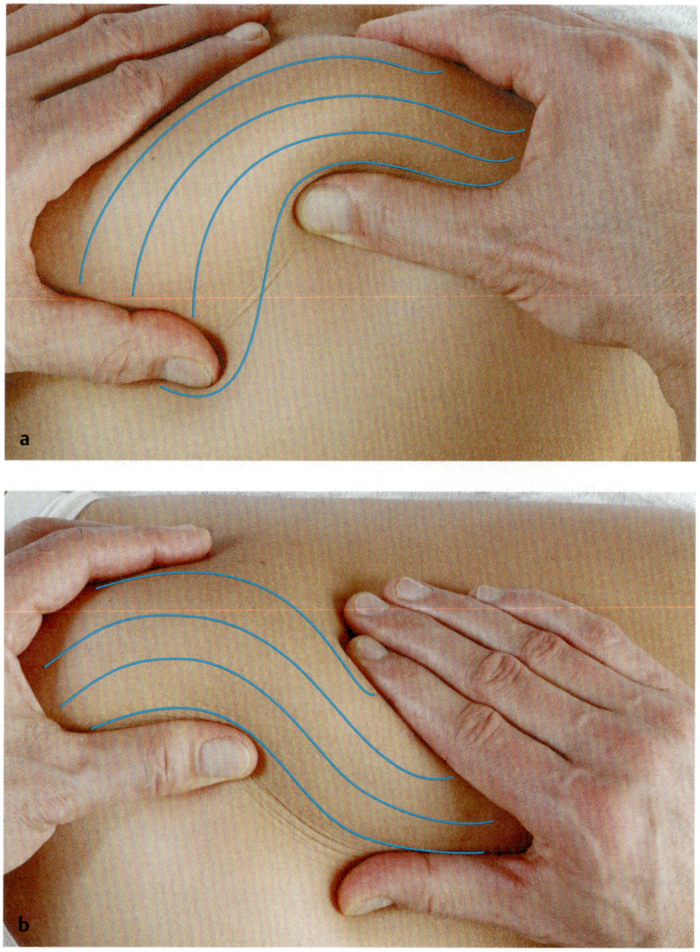

▸ **Abb. 6.7 a + b Knet-Technik:** Verbesserung der Elastizität des Muskelgewebes durch Doppelachter-Knetbewegungen.

6.3.3 Film 47 Druck-Technik

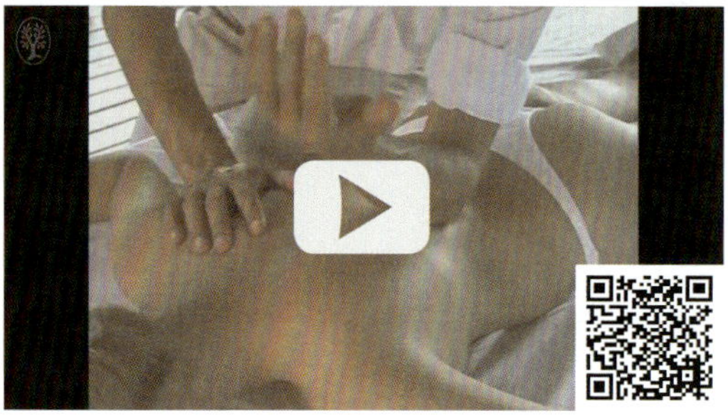

▸ **Video 6.7**

Definition

Bei der **Druck**-Technik können Ellbogen, Handballen, Fingerknöchel oder Fingerkuppen eingesetzt werden. Der Fokus dieser Technik kann dabei auf verschiedenen Wirkungsgebieten liegen – gezielte Behandlung von **Myogelosen**, **Triggerpunkten** und **Hartspann**, Beeinflussung des **vegetativen Nervensystems** sowie die Arbeit an intuitiven oder systematisierten Energiepunkten wie zum Beispiel bei der **Akupressur**. Genaue Lokalisation und exakte Ausführung des Druckes sind dabei von entscheidender Bedeutung.

Wirkung

Durch diese Technik erreichen Sie eine Mobilisierung des Gewebes, Verspannungen werden gelöst. Dies führt zu einer besseren Durchblutung, die den Abbau und die Ausscheidung von Stoffwechselprodukten fördert und so indirekt die lokale Trophik verbessert. Die Aktivierung von schnellleitenden, afferenten **Druckrezeptoren** „überlagern" sozusagen die langsamer leitenden **Schmerz**reizleitungen, dies führt zu einem schmerzhemmenden Effekt und somit zur Entspannung. Die gezielte Arbeit an bestimmten **Reflexpunkten** hat, je nach Stimulus, eine ausgleichende oder mehr stimulierende Wirkung auf den gesamten Organismus.

Technik

Nehmen Sie sanft Kontakt mit der Hautoberfläche auf, erhöhen Sie den Druck und gehen Sie dabei mit spiralförmigen Zirkelungen – einem Wasserstrudel gleich – in die Tiefe des Gewebes, um dort „auf den Punkt" zu kommen. Dort verweilen, um sich wieder herauszuschrauben. Weder Ellbogen noch Fingerknöchel oder Fingerkuppen dürfen so aufgesetzt werden, dass sie als spitzer Gegenstand empfunden werden; dies führt reflektorisch zu einer Abwehrspannung. Die optimale Intensität und der individuell optimale Rhythmus sind hier ausschlaggebend. Arbeiten Sie nach einem bestimmten System – beispielsweise Triggerpunkte oder Akupressur – ist die genaue Kenntnis der Lage für die Druck-Technik entscheidend.

Hinweis

Setzen Sie Ihr Körpergewicht zielgerichtet ein, der Kraftaufwand verringert sich, Spannungsübertragungen auf den Empfänger werden so vermieden. Den Daumen nicht zu stark überstrecken, es können dadurch Schmerzen im Sattelgelenk auftreten oder bei langer Fehlhaltung eine **Rhizarthrose** entstehen.

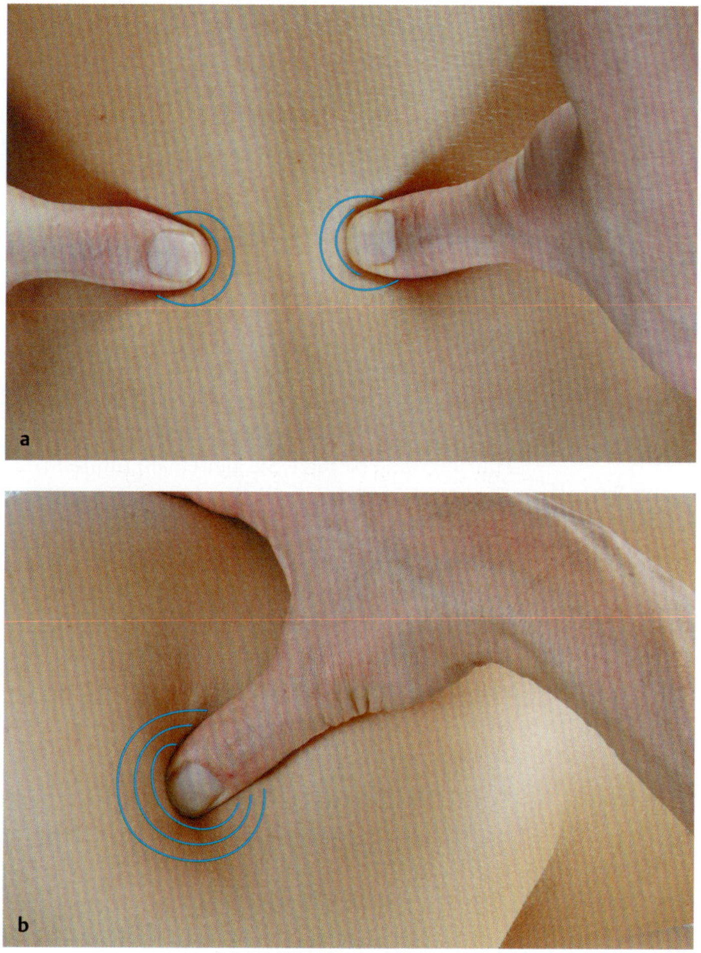

▶ **Abb. 6.8 a + b Druck-Technik:** Aktivierung der afferenten Druckrezeptoren; Arbeit an Reflexpunkten.

6.3.4 Film 48 Gleit-Technik

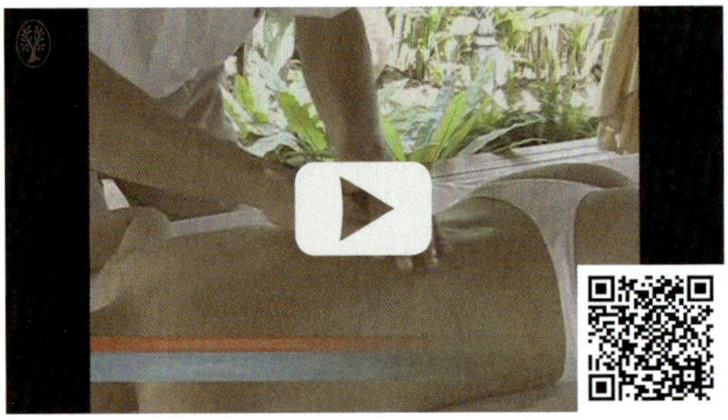

▸ **Video 6.8**

Definition

Bei der hier vorgestellten Technik gleiten Sie mit gespreiztem Ring- und Mittelfinger seitlich entlang der Dornfortsätze der Wirbelsäule. Der Masseur passt sich der gegebenen Form und Beschaffenheit des Rückens an, er schwingt sozusagen mit und erzeugt dadurch eine ausgleichende und verbindende Wirkung in dieser Körperregion. Dabei wird der Arbeitsrhythmus dem Atemrhythmus des Empfängers angepasst.

Wirkung

Der Rhythmus, die Richtung, die Geschwindigkeit und die Intensität des Druckes bestimmen die Wirkung dieser Technik. Empathisch eingesetzt erreichen Sie, wie bei der Relaxmassage gewünscht, eine Detonisierung der Muskulatur, die Mobilisierung unbeweglicher Segmente, eine Senkung des Sympathikotonus, Schmerzdämpfung und eine Förderung des venösen und lymphatischen Rückstromes. Durch die Anpassung von Arbeits- und Atemrhythmus wirken Sie regulierend auf den Atemrhythmus ein.

Technik

Sie beginnen am lumbosakralen Übergang und gleiten einige Male Richtung Steißbein, was eine leichte Traktion und „Öffnung" lumbosakral zur Folge hat. Dritten und vierten Finger nun spreizen, um Platz für die Dornfortsätze zu schaffen. Die zweite Hand wird als Druckverstärker und zur Führungshilfe benutzt. Sie gleiten am fünften Lendenwirbel beginnend wieder Richtung Steißbein, Druck reduzieren, zurückkehren diesmal auf Höhe des vierten Lendenwirbels. Wieder Richtung Steißbein gleiten. Arbeiten Sie sich Segment für Segment bis zur Halswirbelsäule hinauf, immer wieder Richtung Steißbein gleitend. Passen Sie sich dem Atemrhythmus an (**Pacing**), um so die Ausatemphase gezielt zu vertiefen (**Leading**).

Hinweis

Die Finger nicht überstrecken, das führt zu Überlastungen und Schmerzen in den Gelenken. Die Außenkante der obenliegenden Hand kann auch vor den Fingerkuppen platziert werden, was zu einer Vordehnung des Gewebes führt und ein Einklemmen der Haut verhindert.

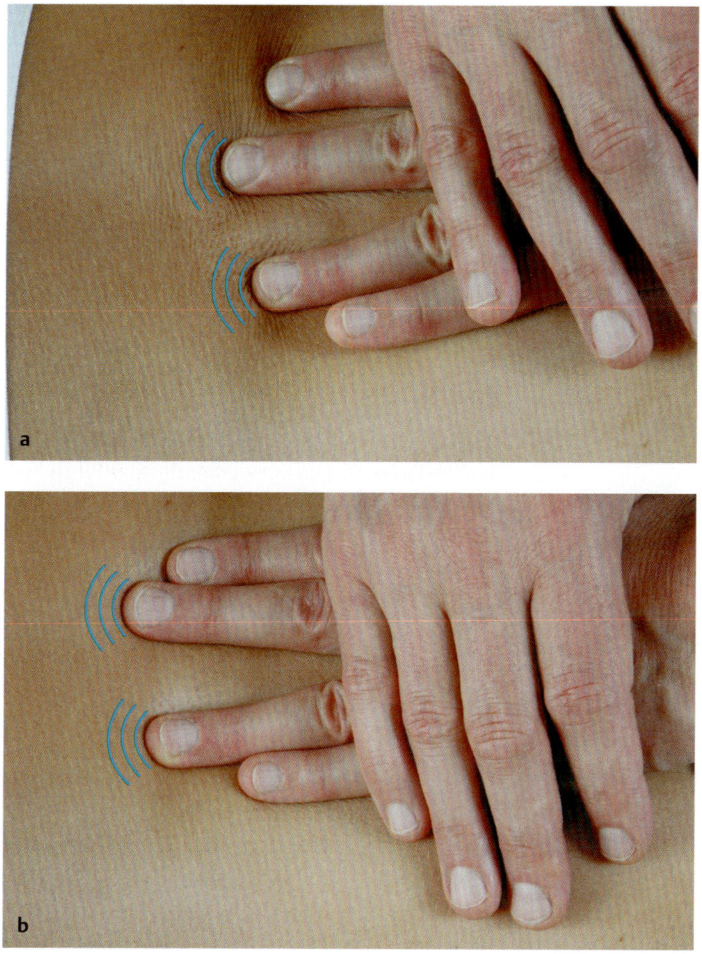

▸ **Abb. 6.9 a + b Gleit-Technik:** Detonisierung der paravertebralen Muskulatur; Lockerung unbeweglicher Segmente.

6.4 Relaxmassage Kontakt

6.4.1 Film 49 Punktsuche

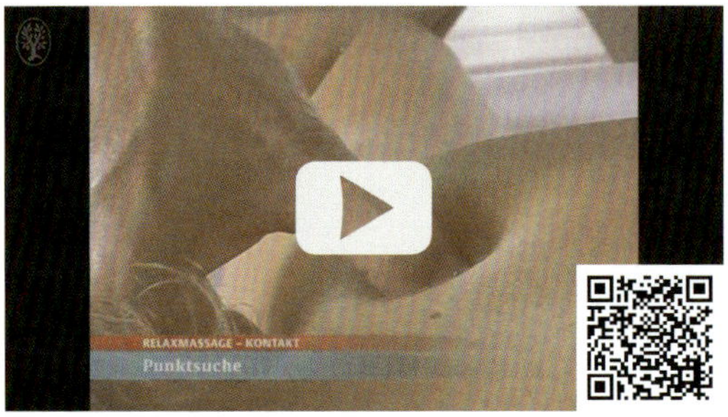

▸ **Video 6.9**

Definition

Ein letztes Mal begeben Sie sich auf die Suche nach Verspannungen und Verhärtungen des Gewebes. Jetzt gilt es, intuitiv Blockaden und sensible Punkte zu erspüren. Erhöhen Sie dabei die sensorische Wahrnehmungsbereitschaft in Ihren Händen, um mit wachsender Erfahrung letzte verborgene Verspannungen instinktsicher aufzuspüren und aufzulösen.

Wirkung

Spätestens während der **Punktsuche** hat der Empfänger meist einen Zustand der Tiefenentspannung erreicht, dadurch wird der **Hypothalamus** positiv beeinflusst, der ein zentrales Bindeglied zwischen Nervensystem und Hormonsystem darstellt. Stress wird so abgebaut, Angstgefühle vermindert, der gesamte Gemütszustand verbessert. Dies trägt generell zu einer Steigerung und Stabilisierung des Immunsystems bei.

Technik

Sie „scannen" mit Ihren Händen intuitiv die Körperoberfläche ab und verweilen dort, wo Ihre Finger es für notwendig erachten. Sie haben die Möglichkeit, gezielt mit Ihrem Daumen in die von Ihnen aufgespürte Stelle hineinzuarbeiten – wie unter *Druck-Technik Film 47* beschrieben. Oder Sie beleben das Gewebe, indem Sie Ihre Handfläche oder Fingerkuppen an der bestimmten Stelle verweilen lassen.

Hinweis

Arbeiten Sie mit der Vorstellung, die „letzten Hindernisse" aus dem Weg zu räumen, nehmen sich die Zeit dafür.

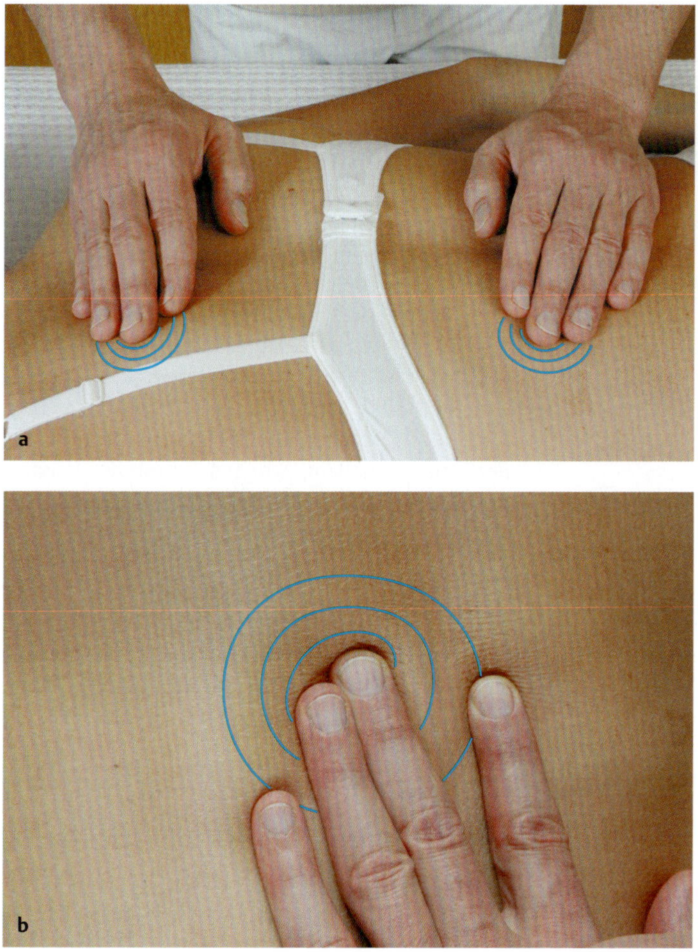

▸ **Abb. 6.10 a + b Punktsuche:** Intuitives Aufspüren und Auflösen letzter Blockaden und sensibler Schmerzpunkte.

6.4.2 Film 50 Kraniosakral

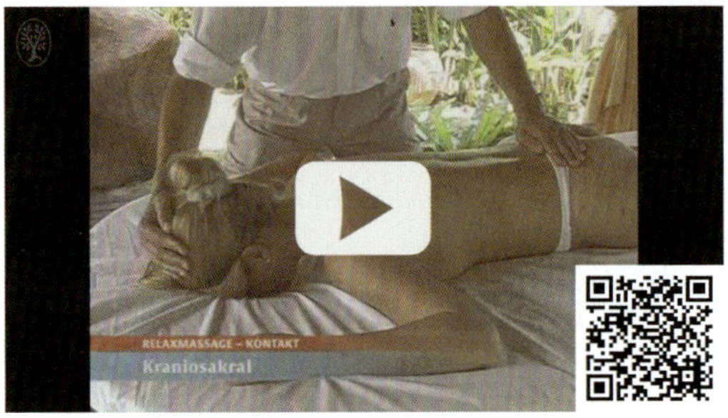

▶ **Video 6.10**

Definition

Mit dem **kraniosakralen** Kontakt verleihen Sie Ihrer Verbundenheit mit dem Empfänger Ausdruck. Eine Hand am Kreuzbein, die andere am Schädeldach, dazwischen die Wirbelsäule, der Kreis schließt sich. So stellen Sie die Verbindung her und leiten gleichzeitig das Ausklingen der Massage ein.

Wirkung

Die Tiefenentspannung wird intensiviert, die Aktivität des Sympathikus weiter vermindert. Sie haben Kontakt mit den beiden Enden des **Zentralnervensystems**, vielleicht können Sie gar den **kraniosakralen Rhythmus** wahrnehmen. Der freie Flow zwischen den Polen wirkt beruhigend und zentriert den Empfänger.

Technik

Sie stehen seitlich vom Oberkörper des Empfängers und sind seinem Rücken zugewandt. Eine Hand legen Sie sanft auf das Schädeldach, die andere aufs Kreuzbein. Arbeiten Sie mit der Vorstellung, alles fließt … Verweilen Sie so in intuitiver Gelassenheit und innerer Ruhe.

Hinweis

Nehmen Sie selbst eine zentrierte aufrechte Haltung ein und achten Sie darauf, dass Sie keine Spannung im eigenen Nacken-Schulter-Bereich aufbauen.

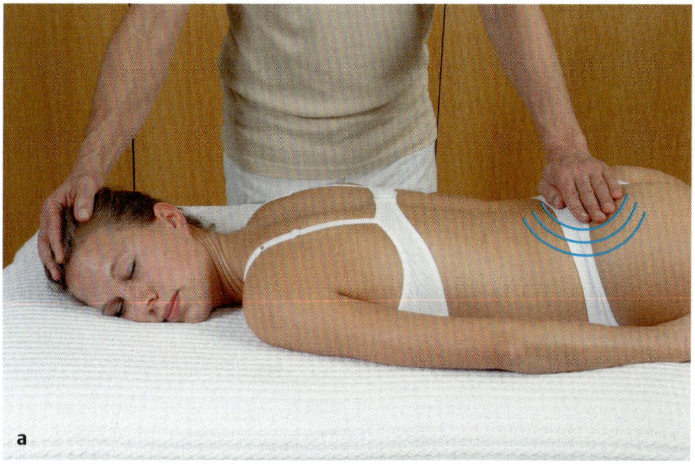

a

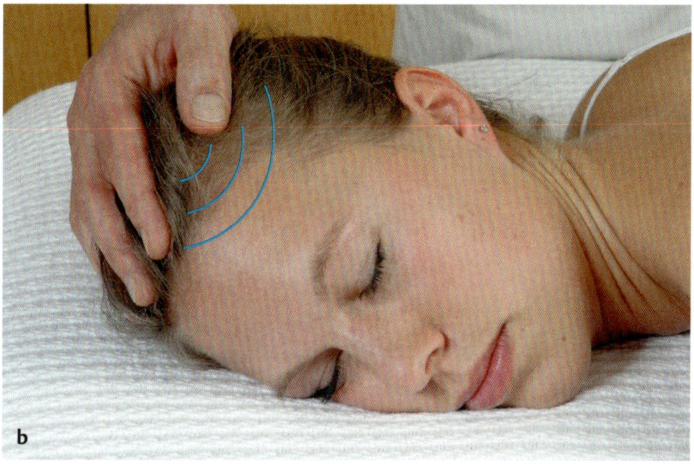

b

▸ **Abb. 6.11 a + b Kraniosakral:** Der freie Flow zwischen den Polen – Kopf und Becken – wirkt beruhigend.

6.4.3 Film 51 Palmar

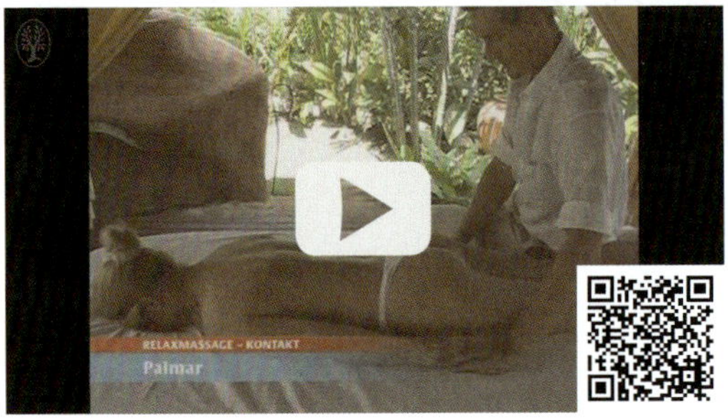

▸ **Video 6.11**

Definition

Früher zur Fortbewegung benutzt, entwickelte sich die Hand im Laufe der Evolution zu einem Handlungs- und Ausdrucksinstrument. Etwas mit den Händen berühren, ergreifen, um es dann wieder loszulassen oder mit Gestiken seine sprachliche Ausdruckskraft zu unterstützen, sind Urhandlungen des Menschen. Sie verbinden uns mit der Außenwelt und untereinander. Durch die Urgeste von **Hand** zu Hand, von Mensch zu Mensch, verleihen Sie dieser zwischenmenschlichen Verbundenheit einen besonderen Augenblick.

Wirkung

Unsere Hände kommen fast nie zur Ruhe, ständig sind sie mit Schließen und Öffnen beschäftigt und werden dabei kaum müde. Mit dieser Berührung regulieren Sie den Tonus der Hände und geben dem Empfänger das Gefühl, dass er „an nichts mehr festhalten“ muss. Über die Sensorik der Handinnenflächen wirken Sie harmonisierend auf den gesamten Körper ein.

Technik

Sie stehen oder sitzen seitlich zum Empfänger auf Beckenhöhe und schauen dabei kopfwärts. Die Hände des Klienten liegen seitlich am Körper, Handinnenflächen weisen zur Decke. Legen Sie Ihre Handinnenflächen sanft auf die des Empfängers und nehmen Sie empathisch Kontakt auf, so lange wie Sie es intuitiv für richtig halten.

Hinweis

Richten Sie sich bequem ein, um die Position entspannt halten zu können.

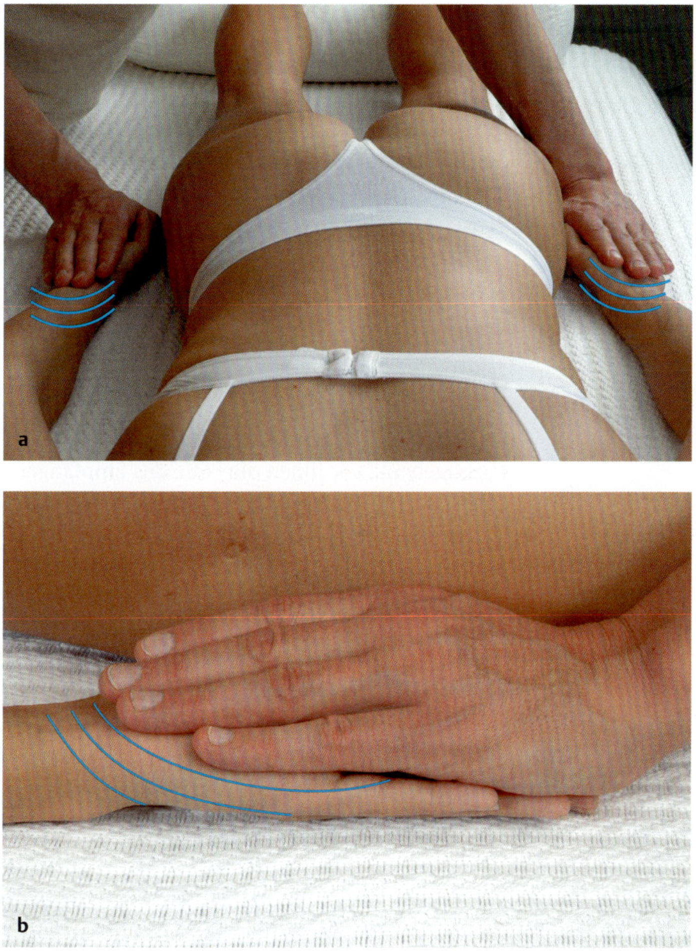

▸ **Abb. 6.12 a + b Palmar:** Der Kontakt Handfläche zu Handfläche drückt empathische Verbundenheit aus.

6.4.4 Film 52 Plantar

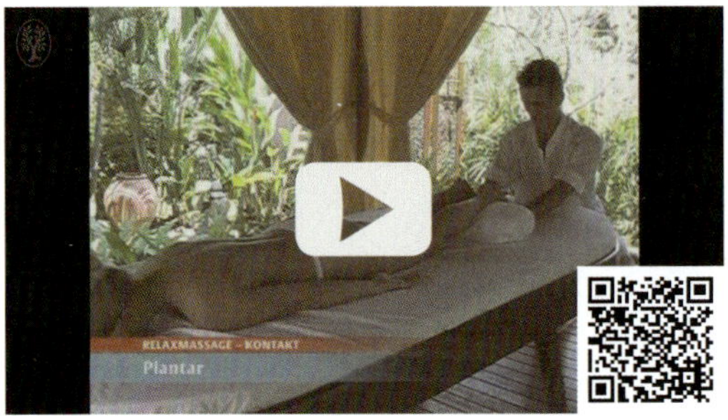

▶ Video 6.12

Definition

Die Füße sind des Menschen Verbindung zur Erde, seine beweglichen Wurzeln, das Fundament, auf dem der Mensch sich aufgerichtet hat. Dank Ihrer Füße können Sie sich leichtfüßig fortbewegen, gleichzeitig vermitteln sie Standfestigkeit. Da die Füße meist in Schuhen „eingesperrt" sind, verlieren die Fußsohlen ihre natürliche Kontaktfähigkeit und so das Gefühl der Verbundenheit. Durch den Kontakt Ihrer Handflächen mit den Fußsohlen des Empfängers lassen Sie die Wurzelkraft wieder frei fließen.

Wirkung

Da vielen Menschen das Bewusstsein für ihre Füße abhanden kam, lenken Sie mit dem palmo-plantaren Kontakt den Fokus bewusst oder unbewusst dorthin und erzeugen ein Gefühl der Verbundenheit. Gemäß östlicher Tradition wird so der energetische Fluss in den Füßen wieder harmonisiert. „Sprudelnde Quelle" heißt die Übersetzung aus dem Chinesischen und bringt es genau auf den Punkt.

Technik

Sie stehen, sitzen oder knien am unteren Ende der Massagebank, vor Ihnen die Füße des Empfängers. Langsam und bedacht legen Sie Ihre Handinnenflächen auf die Fußsohlen des Klienten und nehmen Kontakt auf. Arbeiten Sie mit der Vorstellung „alles ist im Fluss".

Hinweis

Nehmen Sie eine entspannte Haltung ein, um die Position bequem halten zu können. Verweilen Sie so lange, wie Sie es intuitiv für richtig erachten.

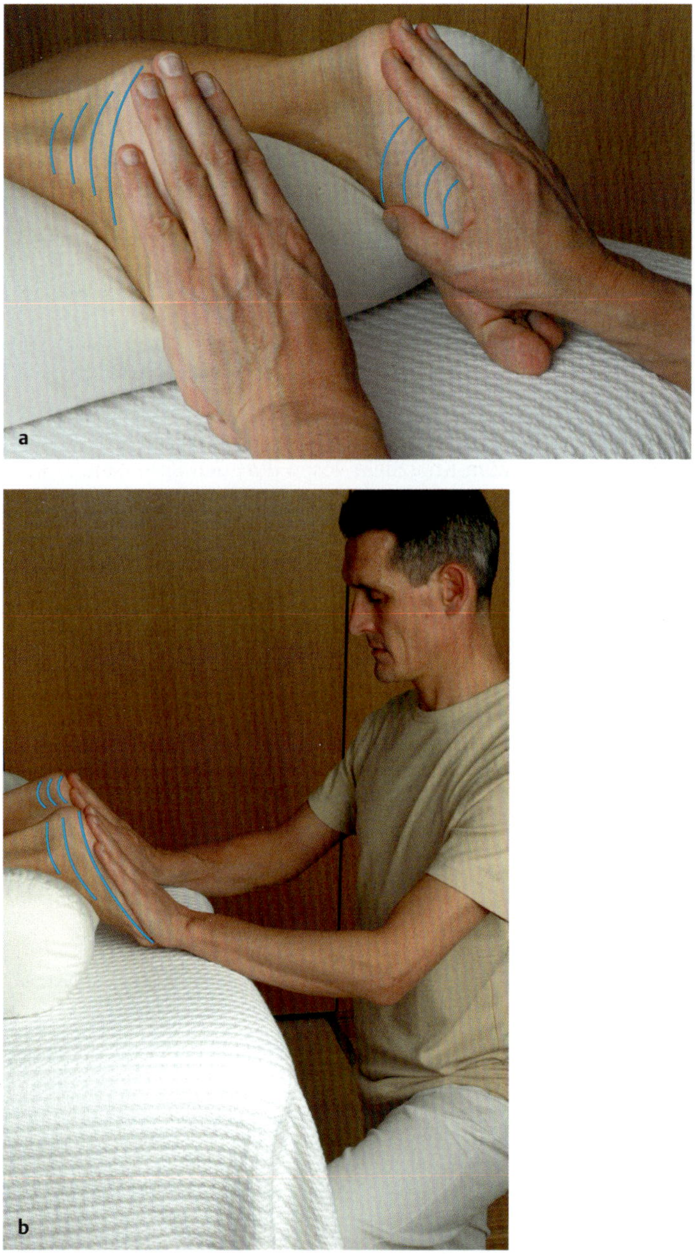

► **Abb. 6.13 a + b Plantar:** Der Kontakt mit dem „Fundament" drückt Empathie und „Erdverbundenheit" aus.

6.5

Relaxmassage Ausstreichen

6.5.1 Film 53 WS-Flow

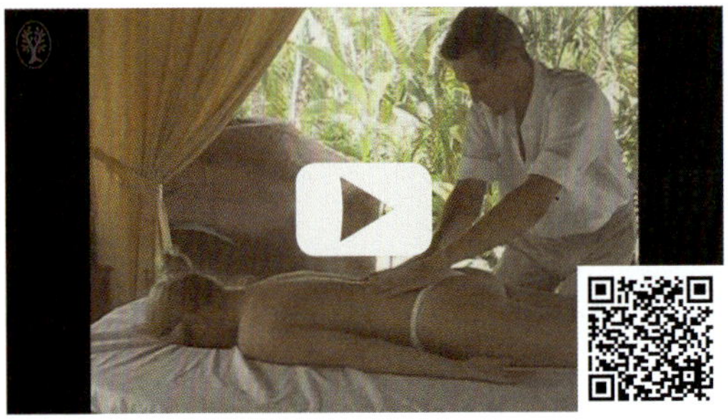

▸ **Video 6.13**

Definition

Die sogenannten **Flow**-Bewegungen bilden den Abschluss der 3D-Massage. Aus dem Ausstreichen der Körperrückseite wird so ein „Ausschleichen“. Sie beginnen mit dem WS-Flow, dabei gleiten Sie mit beiden Händen vom Kranium zum Sakrum – der Wirbelsäule entlang nach unten.

Wirkung

Sie lassen mit diesen **Ausstreichungen** den Empfänger den Stamm als dreidimensionale Bewegungseinheit nochmals nachspüren und geben ihm ein Gefühl der inneren Aufrichtung und Gelöstheit mit auf den Weg. Durch die taktile sanfte Dynamik bringen Sie den Rücken ins „Fließen“.

Technik

Sie stehen jetzt wieder seitlich und parallel vom Klienten und legen beide Hände mit Bedacht auf den Kopf. Sie gleiten langsam und mit wenig Druck seitlich entlang der Wirbelsäule nach unten zum Kreuzbein, lösen dort den Kontakt und kehren in rhythmischen Wiederholungen zurück zum Kopf. Den Druck langsam vermindern, um am Ende die Bewegung knapp über der Haut auszuführen.

Hinweis

Legen Sie den Fokus auf den Rhythmus und arbeiten Sie mit der Vorstellung, dass alles im Fluss ist.

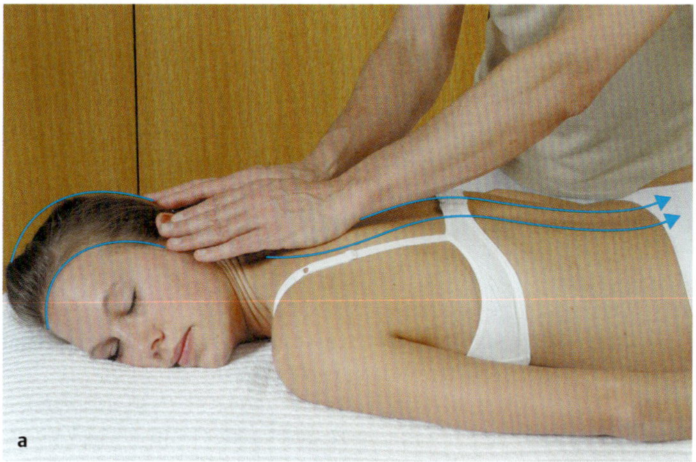

a

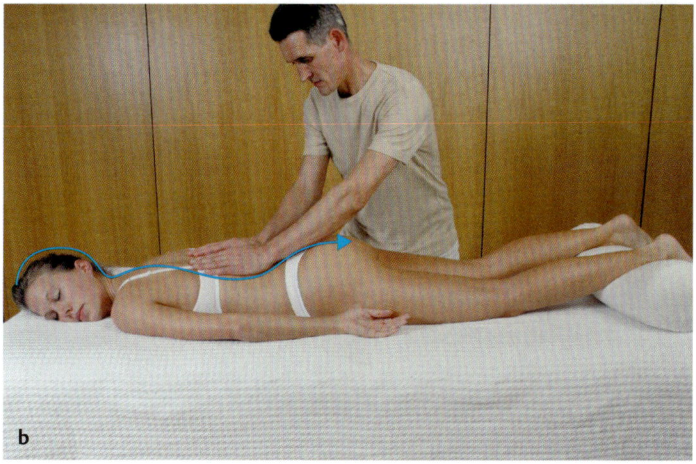

b

▸ **Abb. 6.14 a + b WS-Flow:** Mit sanften Ausstreichungen den Rücken ins „Fließen" bringen.

6.5.2 Film 54 Bein-Flow

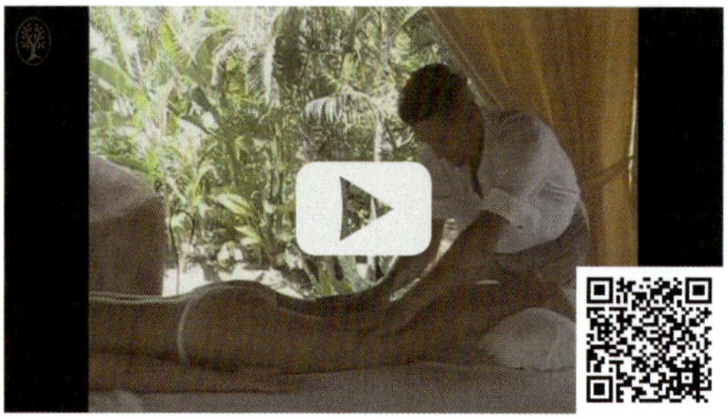

▸ Video 6.14

Definition

Der Bein-Flow schließt sich dem WS-Flow nahtlos an. Durch ihr Entlanggleiten lassen Sie den Empfänger die Koordinationseinheit Bein nochmals wahrnehmen, beginnend am Übergang Becken, bis die Finger den Vorfuß verlassen. So kann das Bein in seiner ganzen Länge als Einheit wahrgenommen werden.

Wirkung

Der Effekt der Tiefenentspannung wird abschließend verstärkt und abgerundet. Das Gefühl des energetisch freien Flows wird vom Kopf bis in die Füße und Zehenspitzen ausgedehnt.

Technik

Sie stehen auf Höhe der Knie seitlich vom Empfänger und legen die Hände gefühlvoll auf die beiden Hüftbeine. Entspannt und mit wenig Druck gleiten Sie jetzt entlang der Rückseite der Beine nach unten Richtung Fußsohle und schleichen sich bei den Zehen aus. Die Hände wieder zum Becken hochführen, in rhythmischen Wiederholungen weiterarbeiten, den Druck dabei sukzessive vermindern, um die letzten Streichungen knapp über der Hautoberfläche ausführen zu können.

Hinweis

Achten Sie darauf, die Streichungen in einem Zug und ohne Unterbrechung auszuführen. Durch langsames Rückwärtsgehen können Sie WS-Flow und Bein-Flow miteinander zu einer Ausstreichung verbinden.

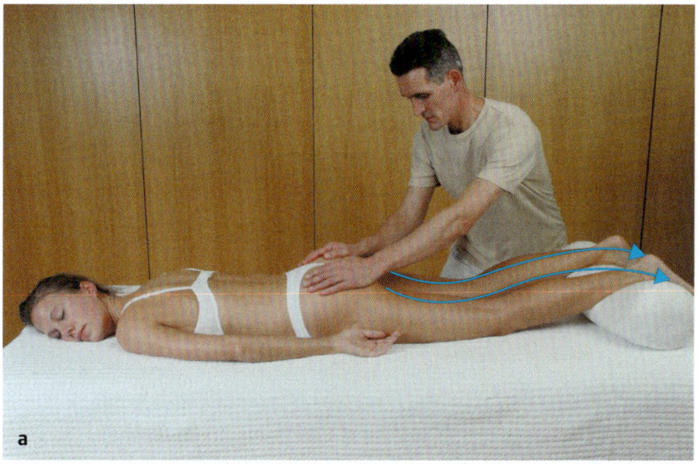

a

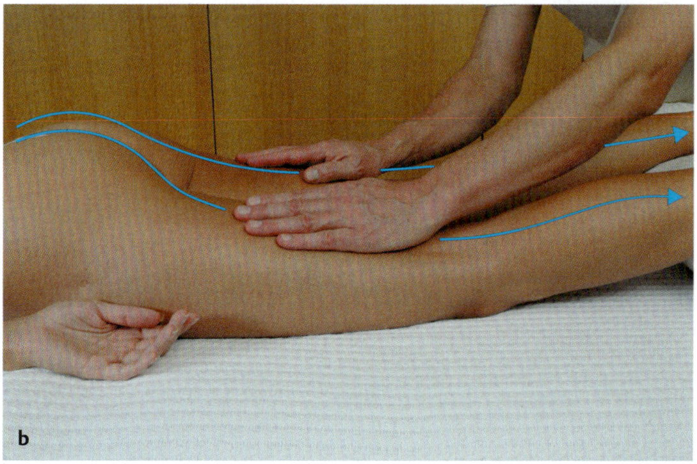

b

► **Abb. 6.15 a + b Bein-Flow:** Ausdehnung des Gefühls des „freien Flows“ vom Kopf bis in die Zehenspitzen.

6.5.3 Film 55 Arm-Flow

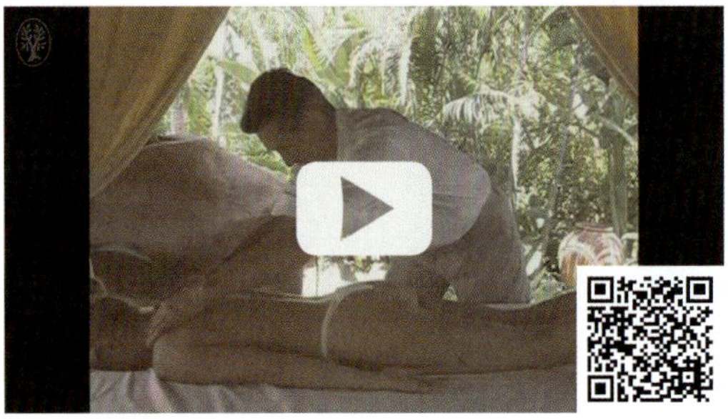

▶ **Video 6.15**

Definition

Wenn inneres und äußeres Handeln identisch sind, sind Schultern und Arme entspannt. Mit dem Arm-Flow lassen Sie den Empfänger die Koordinationseinheit **Arm** noch einmal nachspüren, ausgehend vom Schulterblatt bis hin zur **Hand**.

Wirkung

Mit dieser Ausstreichung nehmen Sie die „Last von den Schultern“ des Empfängers, die Tiefenentspannung wird verstärkt, das Flow-Gefühl auf den ganzen Körper ausgedehnt.

Technik

Sie stehen seitlich vom Klienten, auf Höhe des Beckens. Sanft und mit wenig Druck legen Sie die Hände auf die Schulterblätter, die Finger umhüllen dabei den Trapezius. Mit einer feinen Ausstreichbewegung gleiten Sie entlang der Arme in Richtung Hände und verlassen diese über die Fingerspitzen. Rhythmisches Wiederholen, Druck vermindern, Abschlussbewegungen knapp über der Hautoberfläche ausführen.

Hinweis

Mit der Vorstellung arbeiten, die „Last von den Schultern zu nehmen“.

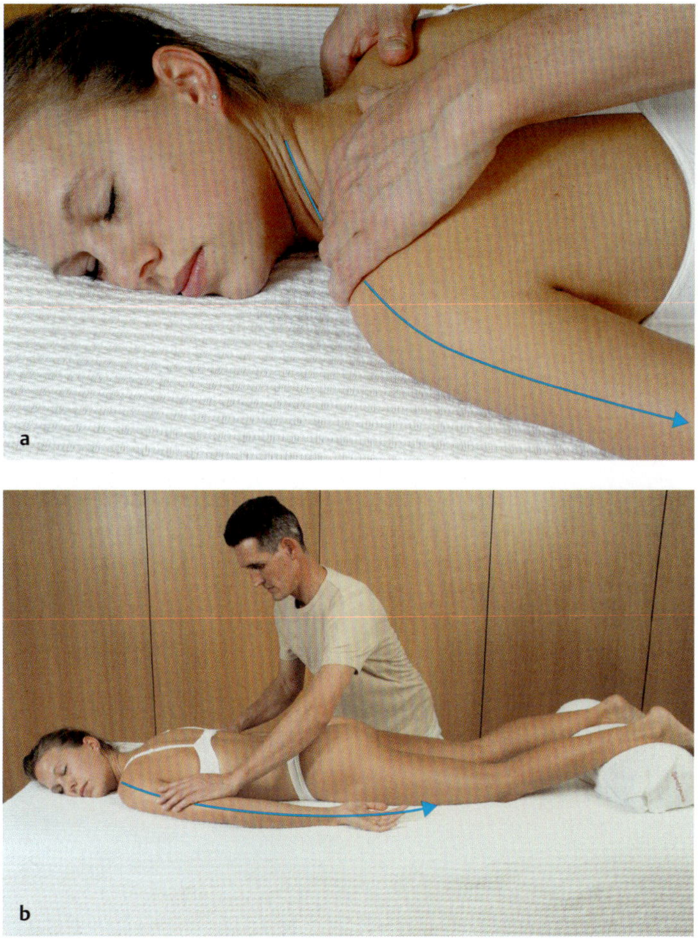

► **Abb. 6.16 a + b Arm-Flow:** Das „Fließen" wird auf den ganzen Körper ausgedehnt – bis in die Fingerspitzen.

6.5.4 Film 56 Global-Flow

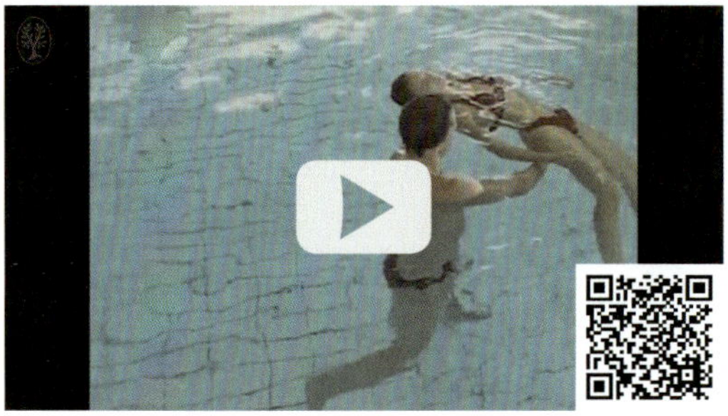

▸ Video 6.16

Definition

Es ist die letzte Geste, das bewusste Auflösen der Verbindung zwischen Geber und Empfänger und ein gleichzeitiges Wiedereinbinden in die Umwelt. Behandlung und Begegnung sind ineinander übergegangen und ein Stück gemeinsamen Weges geht hier zu Ende.

Wirkung

Durch den bewussten Abschluss wird Empathie erfahrbar: sich in einen anderen einfühlen können und gleichzeitig bei sich selbst bleiben. In der östlichen Tradition heißt es mit viel Sinn und Verständnis für energetische Zusammenhänge: Das energetische Feld wird für den „Strom des Lebens“ geöffnet.

Technik

Sie stehen seitlich vom Empfänger auf Höhe der Taille und sind ihm zugewandt. Sie führen Ihre Handflächen in einer Geste des Dankes zusammen und gleiten dann mit Ihren beiden Handflächen über der Hautoberfläche Richtung Kopf und Sakrum auseinander. Verweilen Sie in dieser Abschlussposition so lange, wie Sie es intuitiv für richtig erachten.

Hinweis

Bedanken Sie sich, dass der Empfänger Ihnen sein Vertrauen geschenkt hat.

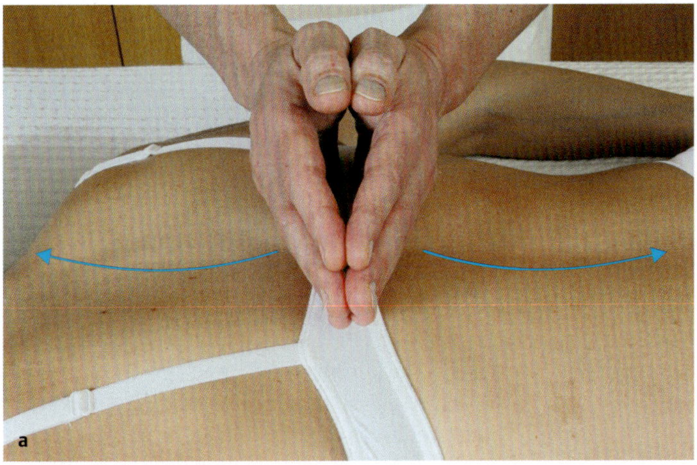

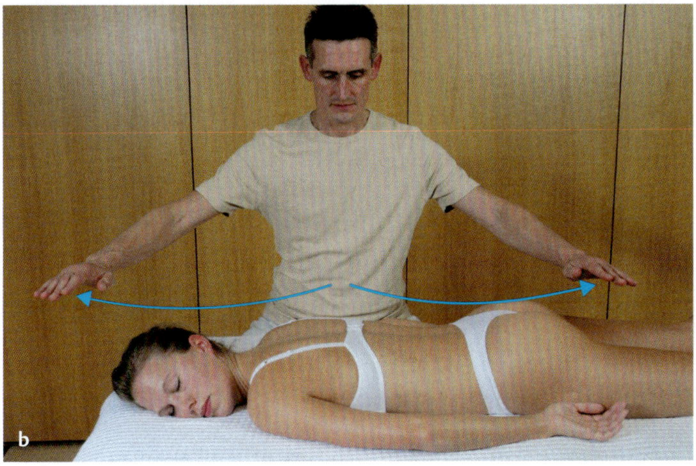

▸ **Abb. 6.17 a + b Global-Flow:** Öffnen für den „Strom des Lebens“; Auflösen der Verbindung zwischen Geber und Empfänger.

7 Abschluss der Massage

7.1 Tiefenentspannung

Meist ist der Empfänger bereits eingeschlafen. Ist dies nicht der Fall, fragen Sie ihn, ob er bequem liegt oder die Position wechseln möchte. In jedem Fall wird der Klient gut eingepackt, um ein Auskühlen zu verhindern. Für die Nachruhe mindestens 20 Minuten einplanen.

7.2 Empathie

Verweilen Sie noch eine angemessene Zeit an der Seite des Empfängers, ohne ihn dabei zu berühren, und spüren Sie empathisch nach: Sie haben Impulse gegeben, einen Körper in Schwingung versetzt und so Empfindungen und Gefühle ausgelöst. Ihre Eigenwahrnehmung wiederum gibt Ihnen ein Gefühl dafür, ob Sie in der Tiefe etwas bewegt haben oder an der Oberfläche steckengeblieben sind.

7.3 Feedback

Nutzen Sie im Anschluss an die Nachruhe die Gelegenheit für ein konstruktives Feedback: Der Empfänger spricht offen aus, wie er vor, während und jetzt nach der 3D-Massage fühlt. Feedback annehmen heißt, zunächst offen und geduldig zuzuhören, nicht gleich dem Erklärungs- und Rechtfertigungsreflex zu verfallen. Umgekehrt ist es wichtig, die richtigen aufbauenden Worte zu finden, wenn der Empfänger Schwierigkeiten hat, sich zu sammeln und zu ordnen.

7.4 Instruktion

Geben Sie dem Empfänger Integrationsübungen für den Alltag gemäß Spiraldynamik® Konzept mit nach Hause. Die anwenderorientierte DVD & Buch-Serie kann dabei wertvolle Hilfe leisten. Sie haben – einem Künstler vergleichbar – den Körper mittels Bewusstsein und Bewegungsintelligenz geformt und geschult. Erst die Umsetzung in den persönlichen Alltag bewirkt eine dauerhafte Veränderung der Haltungs- und Bewegungsgewohnheiten – Voraussetzung für nachhaltige körperliche Veränderung und persönliches Wachstum.

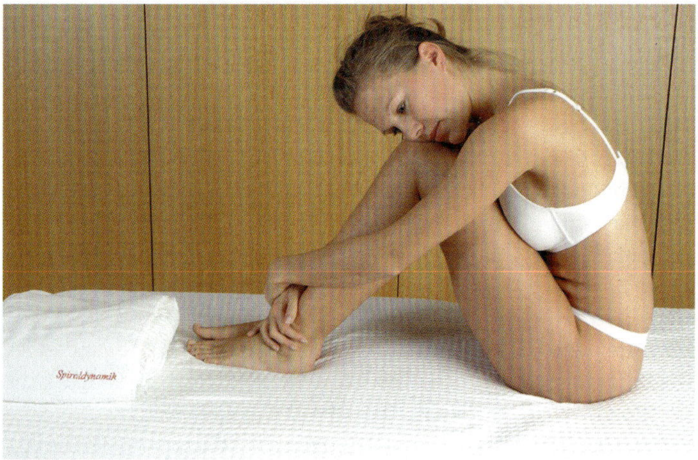

▶ **Abb. 7.1 Abschluss der Massage:** Zeit zum Nachspüren und fürs Feedback

Ausbildung Spiraldynamik Körperarbeit

Spiraldynamik® 3D-Massage ist eine maßgeschneiderte Weiterbildung für Masseurinnen und Masseure. Sie entscheiden, wie viel Weiterbildung Sie wünschen. Die Kurse und Lehrgänge sind berufsbegleitend, prozessorientiert und den europäischen Bildungsnormen angepasst: Das Erlebnis neuer Körperräume, neuer Bewegung in ihren vielschichtigen Facetten sind Kernpunkte und Motivation für Sie und Ihre Kunden. Die Lehrgänge schließen mit Zertifikaten ab. Die Diplomabschlüsse berechtigten zur Nutzung der Wortmarke Spiraldynamik®.

Ausbildungsmodule

Lehrgang Basic: 16 Tage Das grundlegende, dreidimensionale Verständnis von Struktur- und Körperarbeit macht Bewegungskoordination anatomisch exakt definierbar: räumlich, zeitlich und energetisch. Vom ersten Tag 1:1 umsetzbar in Beruf und Alltag.

Lehrgang Intermediate Physiopädagogik: 5 Tage Der Lehrgang vertieft die Qualifikationen in Therapie und Bewegungsschulung. Sie entwickeln Ihren eigenen Behandlungsstil, verfeinern die 3D-Technik und gewinnen noch mehr Sicherheit in der Kunst präziser Bewegungsführung ohne Anstrengung.

Lehrgang Intermediate Specific 3D-Massage: 7 Tage Mit diesem konzentrierten Anwendertraining legen Sie den Grundstein zur Professionalisierung Ihrer Spiraldynamik®-Karriere: Flow und funktionelle Wirksamkeit stehen im Zentrum dieses Spiraldynamik®-Massage-Lehrganges.

Diplom-Lehrgang Intermediate & Advanced Diploma: 28 Tage Fachkompetenz, pädagogische und psychologische Kompetenz sind die drei Säulen fundierter, prozessorientierter Arbeit. Die Absolventen der Diplomstufen können die Wortmarke Spiraldynamik® nutzen.

Fragen zur Spiraldynamik®-Ausbildung?
Wir beraten Sie gerne.
Spiraldynamik Akademie AG
www.spiraldynamik.com
T. + (0)43 222 58 68
akademie@spiraldynamik.com

Literatur

[1] Aourell M, Skoog M, Carleson J. Effects of Swedish massage on blood pressure. Complement Ther Clin Pract. 2005;11:242–246.

[2] Brooks CP, Woodruff LD, Wright LL, Donatelli R. The immediate effects of manual massage on power-grip performance after maximal exercise in healthy adults. J Altern Complement Med. 2005; 11:1093–1101.

[3] Hopper D, Deacon S, Das S, Jain A, Riddell D, Hall T, Briffa K. Dynamic soft tissue mobilisation increases hamstring flexibility in healthy male subjects. Br J Sports Med. 2005;39:594–598.

[4] Howatson G, Gaze D, van Someren KA. The efficacy of ice massage in the treatment of exercise-induced muscle damage. Scand J Med Sci Sports. 2005;15:416–422.

[5] Hsieh LL, Kuo CH, Lee LH, Yen AM, Chien KL, Chen TH. Treatment of low back pain by acupressure and physical therapy: randomised controlled trial. BMJ. 2006;332:696–700. Epub. 2006;17.

[6] Hüter-Becker A, Hrsg. Lehrbuch zum Neuen Denkmodell der Physiotherapie. Bd. 1: Bewegungssystem. Stuttgart: Thieme; 2002.

[7] Jones TA. Rolfing. Phys Med Rehabil Clin N Am. 2004;15:799–809.

[8] Kapandji IA. Funktionelle Anatomie der Gelenke. Schematisierte und kommentierte Zeichnungen zur menschlichen Bewegung. 4. Aufl. Stuttgart: Thieme; 2006.

[9] Larsen C. Füße in guten Händen. Spiraldynamik® – programmierte Therapie für konkrete Resultate. Stuttgart. Thieme; 2003.

[10] Larsen C. Gut zu Fuß ein Leben lang. Stuttgart: Trias; 2005.

[11] Larsen C, Meier B, Wickihalter G. Gesunde Füße für Ihr Kind. Stuttgart: Trias; 2006.

[12] Larsen C. Die zwölf Grade der Freiheit. Spiraldynamik – Kunst und Wissenschaft menschlicher Bewegungskoordination. 3. Aufl. Patersberg: Via Nova; 2007.

[13] Lauper R. Von Kopf bis Fuß in Bewegung. Spielerische Körperarbeit mit Schulkindern. 2. Aufl. Zürich: orell füssli; 2004.

[14] Lawler SP, Cameron LD. A randomized controlled trial of massage therapy as a treatment for migraine. Ann Behav Med. 2006;32:50–59.

[15] Martin DC. Ein Gleichgewicht dreidimensionaler Spiralen. Taijiquan & Qigong Journal. 2005;2.

[16] May G, May-Ropers C. Balance und Bewegung. Stuttgart. G. Fischer; o. J.

[17] May-Ropers C. Das neue Handbuch der Körper-Balance. Eine systemische Bewegungstherapie. Paderborn: Junfermann; 2002.

[18] Piret S, Béziers MM. La Coordination Motrice. Paris. Peeters – Louvain-Paris; 1986.

[19] Platzer W. Taschenatlas der Anatomie. Bd. 1: Bewegungsapparat. Stuttgart: Thieme; 2005.

[20] Plews-Ogan M, Owens JE, Goodman M, Wolfe P, Schorling J. A pilot study evaluating mindfulness-based stress reduction and massage for the management of chronic pain. J Gen Intern Med. 2005; 20:1136–1138.

[21] Primal 3D. Interactive Series – Complete Human Anatomy. London: Primal Pictures; 2005.

[22] Setthakorn C, Atchara NBR. Ancient Massage of Thailand. Chiang Mai/Thailand: Sang-Ngern; 2001.

[23] Smith N. Thai Massage. London: Lorenz Books; 2005

[24] Storck U, Hoffa A, Gocht H, Storck H. Technik der Massage. Stuttgart: Karl F. Haug; 2002.

[25] Verhagen AP, Karels C, Bierma-Zeinstra SM, et al. Ergonomic and physiotherapeutic interventions for treating work-related complaints of the arm, neck or shoulder in adults. Cochrane Database Syst Rev. 2006;3:CD003471.

[26] Williams AL, Selwyn PA, Liberti L, et al. A randomized controlled trial of meditation and massage effects on quality of life in people with late-stage disease: a pilot study. J Palliat Med. 2005;8:939–952.